なぜヨガをやる女性はすっぴんでも美しいのか?

心と身体が軽くなり元気と幸せを呼び込む知恵&ポーズ

山本 邦子

ワニブックス【PLUS】新書

本書を読んでいただく前に

「ヨガの先生ってすっぴんの方が多いですよね。化粧をしなくても十分きれいだからなのでしょうか?」

ある日、こんな素朴な疑問を投げかけられて、ちょっとハッとしてしまいました。

もちろん美人か不美人か、きれいかどうかという物差しはいろいろあるようですが、確かにヨガのインストラクターに濃い化粧の人はいませんね。

また、ヨガを始めてしばらくすると、女性の方は自然とお化粧が薄くなっていくようです。

これはどうしてなのでしょうか?

外面的な理由として考えられるのは、ヨガを行うことで血行がよくなり、細胞のターンオーバーが促進される。やさしく言いかえれば、血色がよくなり、肌の色ムラがなくなる。表情が穏やかになる、隠すものがなくなる、自分に自信が持てるようになってキラキラ輝くようになる……。

内面的な理由としては、ヨガを通して今の自分を見つめることで心が安定し、ありのままの自分を受け入れられるようになる。他人の目、他人の評価が気にならなくなる、ということなのでしょう。

ダイエットしたい、スタイルをよくしたいという動機でヨガを始める方も多いのですが、実際にヨガを始めてみると、それが目的ではなくなってくるのです。

とにかく、とても気持ちがいい、心がすっきりする、体の調子がいい、よく眠れる。こんなことがうれしくて続けていると、気がつけばやせていた、美しくなったという結果がついてくるのです。

私はA※ヨガ主宰者として、またアスレティック・トレーナーとして、多くのメジャーリーガーやプロゴルファーなどの身体を見てきました。また一般のたくさんの方々にもレッスンしてきました。

「なぜ、ヨガをやる女性はすっぴんでも美しいのか？」

本書はその答えを、これらの実践を通した経験から導き出したものです。

いうまでもなく、お化粧をすることを否定するものではありません。

女性ならTPOに応じてのお化粧も必要ですよね。ただ、化粧をしない「すっぴん」の自分にも十分自信が持てる、自分を好きになることが大切です。

ここでいう「すっぴん」とは、より自然で素の自分、ということ。

見かけだけではなく、心の「すっぴん」です。

女性だけでなく、もちろん男性もそう。素のままの自分を受け入れ、どう磨いていくかが大切で、そのヒントがヨガにはふんだんにあるのです。

本書はヨガを通して内側から心と身体を磨く入門書です。

心と身体が調和できる本。

効能を前面に打ち出した、いわゆるハウツー本ではありませんが、巻末に、初心者の方でも、無理なくすぐに始められるヨガのポーズをいくつかまとめてご紹介しています。

「なぜ?」を理解したうえで、ぜひ、チャレンジしてみてください。

すぐに効く特効薬ではありません。

「たったこれだけで」とか「みるみるうちに」、あるいは「知らず知らずのうちに……」というものではありません。本当に大切なもの、大事なものは楽をして簡単に得られるものではないでしょう。

世の中には努力してもどうにもならないことがありますね。ないものねだりをしても仕方がないこともあります。

しかし、もともと自分の中にある力、大切なもの、それらは今、見失っているかもしれないけれど、必ず再び得られるものです。そして得たものは、とても愛おしく感じられるはずです。

無理をしなくてもいい、がんばらなくてもいい。

ただ、少しずつでいいので続けてみましょう。あきらめないこと。

本書の中でもご説明していますが、人間の細胞の多くは21日周期で入れ替わると言われています。

つまり3週間をひとつの区切りとして身体を正しく動かすように努めれば、新しい身体が手に入れられるというわけです。

続けているうちに身体も心もきっと軽くなっていくはずですし、「すっぴん」でも不安にならなくなるはずです。

「すっぴんでもきれいなの?」ではなく、「すっぴんだからきれい!」と自信を持てるようになってください。

※AヨガのAは①Awareness, ②Awakening, ③Anti-aging, ④Athletic の4つの英語の頭文字に由来する。①自分自身の今の身体の状態を理解し②自分の持つ潜在能力を引き出し、③心と身体のバランスを整えることで細胞が活性化（抗加齢)、④健康な身体に鍛えられパフォーマンスも向上（運動）するという意味。
トレーナーとして活躍しつつも西洋理論の一部に限界や違和感を感じていた著者が東洋のヨガと出合い、西洋、東洋のいわばいいところどりをしたヨガ。メジャーリーガーや賞金女王をめざすプロゴルファーなど超一流アスリートをはじめ、ビジネスマンほかAヨガ実践者は多い。

第五章　こんなときには…
症状別　7つのポーズ　173

序章　すっぴんってなに？

――すっぴん、自分探しの旅へ出かけよう

心のすっぴんが大切？

「すっぴんで外に出るなんて考えられない」……などと言いますね。

かつて、日本ではある年齢以上になれば、女の人は外出するときにはお化粧をすることが礼儀ともいわれました。

でもそれは、もう古い⁉

「すっぴんメイク」「ナチュラルメイク」という言葉をよく耳にするようになりました。

私たちは、すっぴんやナチュラルに惹かれ、憧れているのです。

「本書を読んでいただく前に」で述べたように「すっぴん」とは、「より自然で、素の自分」という意味を持ちます。

見た目のすっぴんだけではなく、心のすっぴん。

人は生きていくうえで、自分を守るため、自分をあるイメージに見せるため、周囲が求める姿になるために、目に見えない様々な化粧を自分自身に施してきました。

歳月を通して何層ものお化粧を身体に施して、一体自分が誰だったのかを見失っているのです。

根本にある自分は誰なのか、すっぴんの、素の自分はどんな姿なのか？

自分を知ることは、人生をより豊かにしてくれるはずです。

すっぴんの自分探しの旅の始まりです。

ヨガを通して出合ったもの。「身体は心のありようを表す」

私はヨガと出合って15年になります。

アメリカの大学で、アスレティック・トレーナーとして選手のケアをしていたときに、卒業生のプロバスケットボールプレーヤーに誘われたのがきっかけです。

それまで習得していたリハビリやトレーニングの基礎知識をもとに、ヨガの文献を調べながら自分で勉強を重ね、選手たちと実践を重ねることで、パフォーマンスの向上やケガの回復に役立ててきました。

トレーナーとして、選手の身体を見るうえで大切なのは、相手をよく知ることです。彼らがどんな環境で育ってきたのか、どんな性格の持ち主なのか、今、何をプレッシャーに感じているのかなどを理解することで、リハビリの進め方が変わります。ケガが回復する、治癒するスピードも違ってくるのです。

アメリカの大学スポーツでは、裕福な家の選手もいれば、スラムから出てきた選手、アルコール依存症の親や犯罪者の親を持つ選手などがいます。育った環境はじつに様々。そしてまた、すぐに結果が求められる競争社会でもあります。競技の結果だけでなく学業の成績もしっかり残さないと試合に出してもらえない、あるいは奨学金がもらえないというプレッシャーやストレスが、時には彼らを飲み込んでいきます。

一般にアメリカ人はオープンマインドというイメージが強いようですが、こういった複雑な家庭環境や現実の厳しいプレッシャーなどから、なかなか心を開かない選手もいるのです。どんなに会話を重ねても本質が見えてこない、相手の心をストレートに感じることができないこともありました。

しかしそれでも、どんな相手もその姿勢や体形、動作に注目することで、身体そのものが、その人の性質を教えてくれる瞬間が度々ありました。

「身体は心のありようを表す」。

そのとき、そう確信しました。

どんなに強がっても、どんなに本心を隠そうとしても、どんなにきれいな服で着飾っても、お化粧をしても、ダイエットをしても、心のあり方は身体に表れてくるのです。

同時に自分を知っている選手、自分とは何かを探している選手は、ケガの回復も早く、パフォーマンスも安定しやすいことに気がつきました。その一方で、自分とは何かを知らない選手は、壁にぶつかったときに問題の解決に時間がかかったり、長い間スランプに陥ったりしていました。

家庭が裕福であるかどうか、育った環境がいいか悪いか、今ある状況や条件がいいか悪いかといったことはじつは別問題。自分をしっかり見つめることをしないで、逃げ道や言い訳ばかりを用意していると、それはやはり身体に表れてくるのです。

自分を知ること、すっぴんであることが、パフォーマンスの安定と人生の豊かさにつながっていると感じました。

身体を動かすことで、自分を見つめることができるのです。

心には直接触れることはできませんね。でも、身体を動かすこと、自然に近づけていくことで、心を動かすこともできるのです。

ヨガとは心と身体の調和。人、それぞれにヨガの形がある

さて、ヨガと聞くとほとんどの人がくねくねしたポーズや、逆立ちをしたポーズなどをイメージすると思います。

しかし、ヨガとはヨガのポーズをとることではありません。

ヨガという言葉は、サンスクリット語の「ユジュ」を語源としています。

もともとは、統一や調和といった意味。「心と身体の調和」、それがヨガなのです。

心と身体の調和をはかるための形のひとつとして、完成されたいろいろなポーズがあるのですが、それでも、必ずしもこのヨガのポーズをしなくてもいいのです。

大切なのは「心と身体を調和」させることです。

だから、静かな場所に座って、自分の呼吸と身体に耳を傾けること。海辺を歩きながら、波の音と自分の足が砂浜に沈む感覚や自分の呼吸を感じること。階段を上りながら、自分の身体を感じてみること……。

これらすべてがヨガなのです。

「人それぞれにヨガの形がある」

そう私は思っています。

あなたのヨガ（心と身体の調和）のスタイルを探してみませんか。

ヨガとは、自分探しのツールなのです。

ローマは一日にして成らず、ということわざがありますね。

何かを作り上げるには、一日ではどうにもならない、一瞬の時では成り立たないということです。長い積み重ねの上に今の愛されるローマの街並みがある。

私たちの身体も同じです。一日や二日でどうなるわけではありません。1日5分の意識の継続、その繰り返しを行うことにより、自分が求める形、求めるものを手に入れることができるのです。

ただ願うだけではありません。今の自分を知り、正しい方法と方向性を理解したうえで、それを実行することが大切です。

身体の幹となる部分が整っていなければ、どんなに表面を飾ってもその装飾の輝きは半減してしまいますね。

すっぴん、素のままで美しい姿、形を求めてみましょう。必ずあなた本来の美しさを手に入れられるはずです。

第一章

足裏がいつもきれいだから姿勢・身体のバランスが整えられ、

――なぜ、すっぴんでも美しいのか？――

直立不動は正しい姿勢ではありません！

街中で見かける人で、「素敵だな」って思う人にすれ違ったとき、なぜその人を素敵だと思ったのか考えたことがありますか？

高価な洋服を着ていたからでしょうか。素敵なバッグを持っていたからでしょうか。お化粧がきちんとしていたからでしょうか。

なぜかあの人に目がいく、そんな人が周りにいませんか？

背筋を伸ばしている人を素敵だなと思います。力が抜けてすらりと立っている人、足を緩やかに、大きく颯爽と歩いている人に、つい目がいってしまいますね。

姿勢は心身に大きな影響を与えます。「姿勢こそが私たちをつくり出す」と言っても過言ではありません。

では正しい姿勢ってどんな姿勢なのでしょうか。

「姿勢を正しなさい」と私たちは子供のころからよく言われてきました。厳しい家庭では「背筋をまっすぐに！」と、背中に定規を当てられたという話も聞きます。

直立不動になり、身体を固めてまっすぐに立つ……。

正しい姿勢だと考えがちですが、じつはこれは身体にとって必ずしもいい状態ではないのです。このことに気がついたのはヨガを始めてからでした。

身体というのは多くの骨が積み上げられてできたものです。

筋肉を使って身体を正しいと思う方向に無理やり動かすと、かえって身体の硬直を生むことになり、それが内臓や心に影響を与えます。

大切なのは正しく骨を積み上げること。地軸に対してより垂直に骨を位置することです。筋肉を固めるのではなく、緩めた状態で骨がもっとも楽に積み重なる環境をつくってあげること、それが大切なのです。そして、ヨガを通して、そういった無理のない姿勢を保つことができるようになるのです。

足の裏を意識して立とう

では、力を入れずに自然な姿勢をとるにはどうしたらいいのでしょう？

大切なポイントが2つあります。

ひとつは足の裏。

もうひとつは体幹です。

まずは足の裏についてお話ししましょう。

片足には26個の骨が存在しています。左右で52個。身体の骨は206個ですから、足だけでも全身の約25％の数の骨を占めています。

なぜそんなにたくさんの骨が足に存在するのか、私は不思議に思ったものです。

（ちなみに手にもたくさんの骨が存在します。27個の骨。左右で54個。手と足で全身の50％の骨を占めるのです）。

手は細かな作業をするので多くの骨が存在する理由がわかる気がするのですが、なぜ足にもそれだけ多くの骨が存在するのでしょうか？

ひとつには私たちの体重を上手に吸収するため、もうひとつは地面を上手にとらえ衝撃を吸収し、私たちの身体の体重移動を容易にするために、多くの骨が存在するのです。

人間の身体は常に地面に接しています。

立っているときは足の裏。座っているときは坐骨が地面との接地面です。家を建てるときに地盤を整えるように、足の裏は私たちの身体にとって大切な土台なのです。つまり足の骨を正しく使わないと、私たちの身体全体の不調につながります。

きれいな足裏は病気やケガに強い！

私は仕事柄、プロ野球選手やプロゴルファーなど多くのアスリートにレッスンをする機会があります。彼らを見るとき、まず最初に姿勢、歩き方、足の形を見るようにしています。足の形を見ると、大体どのようなケガをする可能性があるかが予測できます。足の裏でどんなふうに地面をとらえていて、足の関節がどのように積み上がっているかを確認するのです。

肩が痛いとか、肘に違和感を覚えると訴えてくる多くの場合、じつは上半身ではなく股関節や膝、足首に原因があることが多いのです。バランスが崩れたり、フォームが乱れたりする原因も、もとをたどれば地面にしっかりと自分の体重が乗っていないことにあるのです。

プロのアスリートだけでなく一般の方を見ていても、身体に痛みを抱えている人、疾病を抱えている人の足には、何らかの乱れがあります。

足の指が曲がっている。外反母趾である。扁平足である。かかとが内側に倒れている。足の指を持ち上げられない。足の指を大きく開けない。かかとに厚い角質がある。足の裏にタコがある……など様々な症状があるのです。


赤ちゃんの足をイメージしてみてください。

ふわふわできれいですね。3歳児はもう少し土踏まずが形成され、少しずつ体重を支える大人の足の形に近づいていきます。

ところが今の子供は昔ほど歩かなくなり、外で遊ぶ機会も少なくなったようで、青少年、思春期になっても足の形成がうまくなされていないケースが多く見受けられます。

彼らが疲れやすいのも、集中力がないのも足の発達と関係があるのです。

どんなに体幹を鍛え腹筋を強化しても、力を生み、支えてくれる足の裏が地についていていなければパワーは半減してしまいます。

ヨガの世界では「グラウンディング」といいますが、足が地につくことにより、心も身体も安定すると考えられています。

根を下ろすように足の裏で地面をとらえていると、身体の余分な力が抜け、身体の硬直度や呼吸の入り方、動作の質と幅が違ってくるのです。

そして注目すべきは、一流のアスリートは共通して足の裏がきれいだということです。

陸上の長距離ランナーでも、長時間コースを歩くプロゴルファーでも、方向転換を頻繁にしてスピードで勝負するバスケット選手でも、ケガが少なく安定したパフォーマンスをするアスリートに共通しているのは、タコや靴ずれの跡がほとんどないということです。

これは、自分の体重を均等に地面に乗せている証拠！　それが安定したパフォーマンスにつながっているのです。

日常生活から生まれるゆがみを、裸足になって微調整

あなたは自分の足の裏でしっかりと均等に立てていますか。

まずは靴の裏をチェックしてみましょう。

靴のかかとの部分の減り方が左右で違ったり、ムラがあれば、身体のバランスがとれていないということ。しっかりと足の裏で立てていない、軸ができていない証拠です。

次に自分の足を観察してみましょう。

足の指はまっすぐ前に伸びていますか。足の親指はまっすぐですか。それとも内側に倒れていますか。足の指の間に隙間はありますか。それとも5本の指がくっついていますか。足の指でグーパーできますか。足の裏はきれいですか。タコや靴ずれの跡がどこかにありますか。土踏まずはありますか。

足を隅々まで確認しながら、毎日自分の身体を支えてくれる足に感謝の気持ちを持ちながら、足全体をさすってみましょう。

次に立ってみます。最初は鏡があれば便利ですね。あるいは誰かパートナーに見ても

らいましょう。

立ったときに、足の人差し指が正面にまっすぐ向くようにします。その状態で自分の膝のお皿の方向を確認してみましょう。

理想は足の人差し指と膝のお皿が正面を向いている状態です。

お尻の筋肉が上手に使えていない人、骨盤が前に倒れている人は、膝が人差し指よりも内側を向く傾向にあります。骨盤が後ろに倒れ、内ももの意識が少ない人は、膝のお皿が人差し指よりも外に向く傾向にあります。

足の方向を確認したら、足の5本の指を天井に反らすようにして持ち上げてみましょう。足の指の付け根で地面をしっかりと押してみてください。自然に土踏まずが持ち上がってくると思います。

親指の付け根（母指球）、小指の付け根（小指球）、かかとの中心の3点でしっかりと地面を感じて、ゆっくりと指を長く伸ばすように床に下ろしてみましょう。

これが基本の立ち姿勢となります。

足の裏の3本のアーチ

足の裏には3つのアーチがあります。

かかとから親指の付け根と、かかとから小指の付け根に伸びる2本の縦のアーチと親指側から小指側につながる横のアーチです。この3つのアーチが保たれていることが足の裏の働きには大切です。

アーチが正しく保たれていれば、足の指が自由に動き、体重を上手に吸収してくれるということです。足裏のアーチがなくなり、足の裏全体を使って体重を移動できなければ、かかとで地面を叩いて歩くことになり、衝撃がうまく吸収されずに、足からの衝撃はすべて頭に突き上がってしまいます。つまり脳を毎回頭頂にぶつけているような感じになるのです。

土踏まずがあること、足の指がまっすぐ伸びていること、足の指をグーパー自在に動かせること、親指の付け根と小指の付け根、かかとの中心の3点で体重を支え、地面を感じること。それが正しく足を使うポイントなのです。

正しく体重を乗せて歩けば、それだけでリフレクソロジー

足の裏の筋肉が発達するためには、地面をしっかりと感じて、かかとから指までの正しい体重移動が必要となります。

今の若い人、とくに若い女性を見ていると、正しく立つ、歩くという行為がないがしろにされているようです。

足の裏のアーチの形成が上手にできていない状態で、ヒールを履きバランスをとろうとするために、つま先に体重を乗せ、膝を曲げ、お尻を突き出すような、ドナルドダックのような姿勢になっています。

地面をまっすぐにとらえることができず、身体の多くの場所に余分な緊張と弛緩が生まれ、姿勢が崩れる原因になっているのです。

また、筋肉の硬直は身体の疲労を増大させます。

ですから、健康な身体を手に入れるために姿勢を正すには、まず背骨を正す前に、足の裏を見直すことが大切になるのです。

余談ですが、足の裏にはたくさんのツボがあります。

足の裏に張りを感じたり、痛みを感じたり、重く感じる場所があるとき、そのツボに関係する場所が停滞しているのかもしれません。足の裏のツボは全身の様々な部位と関係しています。

足裏マッサージ、リフレクソロジーなどと様々な手法がありますが、足の裏を感じて正しく足の裏に体重を乗せて歩くことで、セルフツボ押しの効果があります。

均等に体重を乗せて歩いてみましょう。一歩一歩がセルフ調整法となります。

お腹まわりのホームベースを意識すれば、自然と姿勢はよくなっていく

足の裏を意識できたら、次は体幹です。

姿勢を正しなさいと言われ、胸を張って、両手を太ももの横につけて、直立不動の姿勢をとったことがあると思います。

確かにまっすぐきれいに立っているように見えますが、身体はカチカチに緊張していて、長時間その姿勢でいることはつらかったのではありませんか？

私たちの脊柱は32～33個の椎骨（背椎骨）という骨が積み重なり、横から見るとS字のカーブをしています。背中の上部少し後ろに丸みがあり、腰の部分で後ろに反りがある。これが脊柱の形です。

全身の骨格（側面）

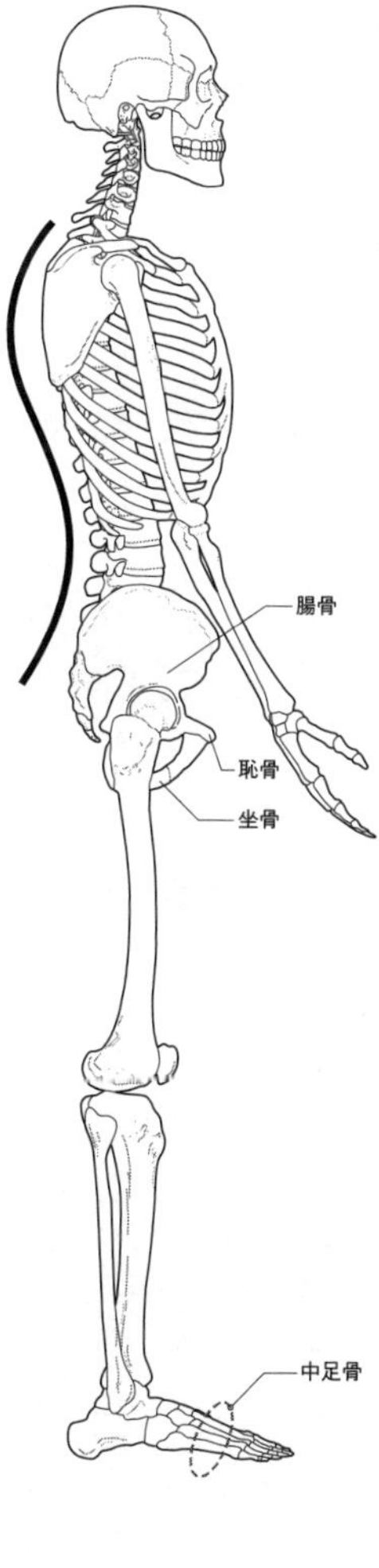

人間は4本足から進化して、今の直立2本足の身体になりました。

その進化の過程で、このカーブができ、腰の下の部分で体重を支え、バランスをとるようになりました。腰の部分のカーブは、私たちの上半身の体重をバランスよく保つためにあるものですが、現代人の多くはこのカーブが強すぎたり、弱すぎたりとバランスが崩れているのです。

それでは、この脊柱のカーブが理想的になるにはどうすればいいでしょうか？

左の写真を参照してください。

私は体幹のホームベースと呼んでいますが、このホームベースを意識することにより、脊柱のS字が整いやすくなります。

ホームベースの先端は、身体の部分でいえば両足の間にくる恥骨結合になります。

次にウエストラインに手を当てて、骨にそって少し斜め下に恥骨結合の方向に指を下ろしていくと、いちばん出っ張った骨があります。そこが上前腸骨棘（ASIS）といわれる骨で左右に1つずつあります。これで逆三角形ができました。

まずはこの逆三角形を地面に対して垂直になるようにしてみましょう。

女性の場合、腰が反っている人が多いので、この逆三角形の先端が後ろを指しています。背中が丸く猫背気味の人は、逆三角形の先端が前を向いている特徴があります。

まずは上半身の土台である骨盤の位置を整えてみましょう。

そして逆三角形がまっすぐに整ったら、次は体幹の上の部分を整えます。

先ほどのＡＳＩＳに指を当て、まっすぐお腹の前側を通って指を上にすべらせてみましょう。

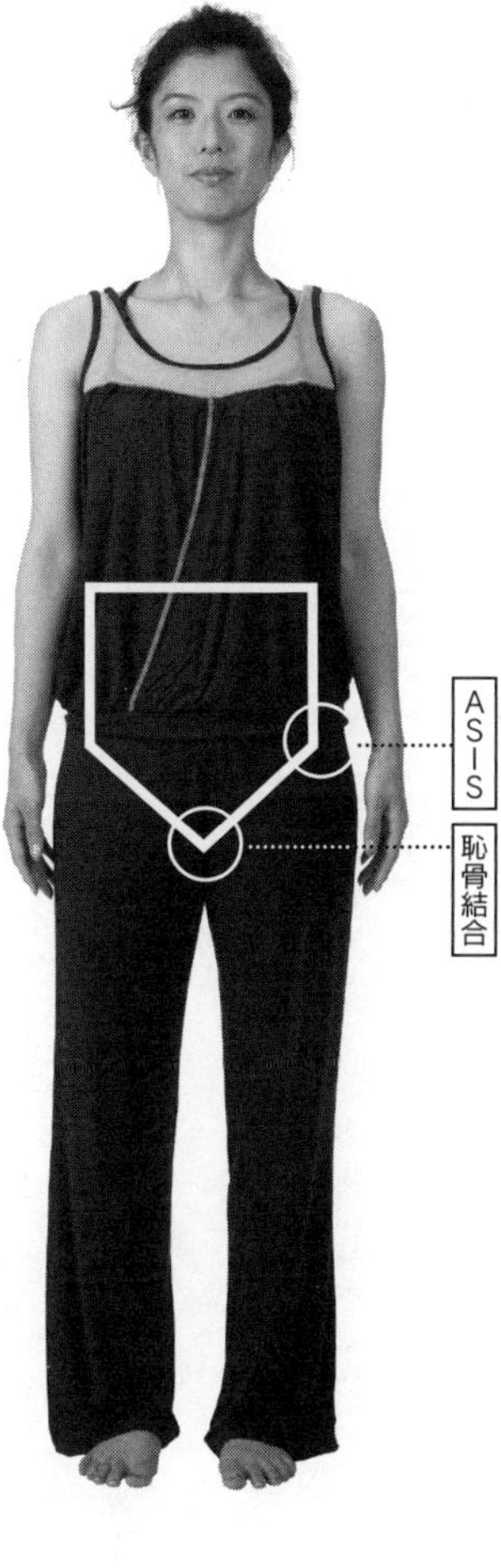

いちばん最初にぶつかる骨が肋骨の10番になります。肋骨は12本ありますが、最後の2本（11、12番目）は身体の中心までできていませんので、前側で触れる最初の骨が肋骨の10番になります。

先ほど作った逆三角形と今探した左右の肋骨10番をつなげると、ホームベースができあがります。

このホームベースを地面に対して垂直にしてみましょう。上から自分の身体を覗いたときに、5つのポイントが同じ面にあることが目標です。

前にある壁とホームベースが平行になっているといいですね。

腹筋が弱い人、肋間が硬直している人は、肋骨の10番が前に飛び出しています。猫背の人は肋骨の10番が後ろに下がる傾向にあります。

このホームベースの形が整ったとき、脊柱は理想的な位置にあります。ホームベースが整うと、頭はまっすぐ天井に伸び、手の中指が自然と太ももの横に下りてきます。

私たちは日常において、身体を前に倒して生活をすることが多いため、肩を前に丸め込みがちになります。結果として、まっすぐに立ったときに、手のひらが太ももの前側にくる人が多いのです。

ホームベースが整い、胸が自然に開いてくると中指が太ももの外側の中心にきます。その姿勢が身体にとって、もっとも無理がない姿勢となります。

壁に背中をつけて、腰と壁の間に手のひら1枚分が入る状態が理想の美しい姿勢です。

姿勢を正そうとして胸を張る人がいますが、肋骨の10番が前に飛び出してしまうと、脊柱の自然の形が崩れますから、胸を張るというよりも、背中や肩の力を抜いて、身体を上に細く引き上げるイメージで立ってみましょう。

立ったときの正しいポーズ

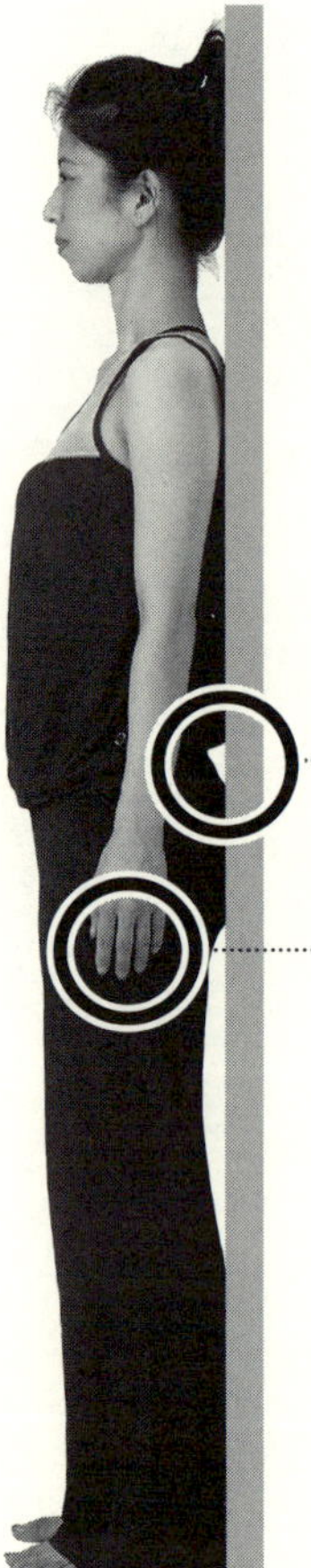

座ったときの正しいポーズ

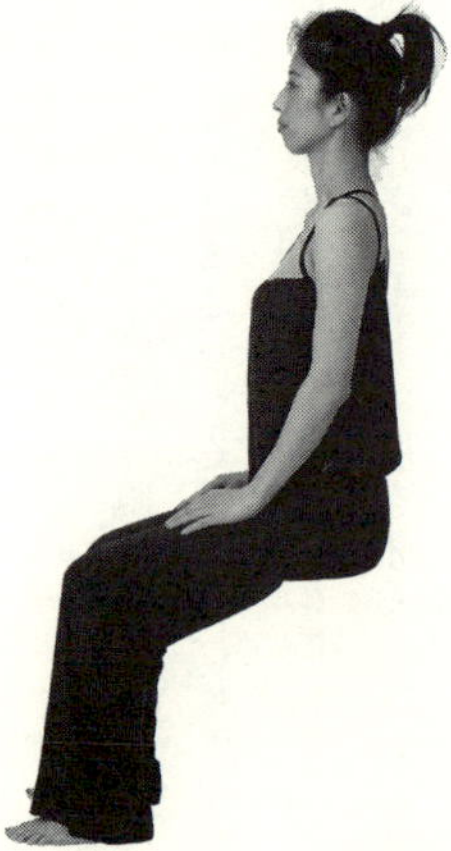

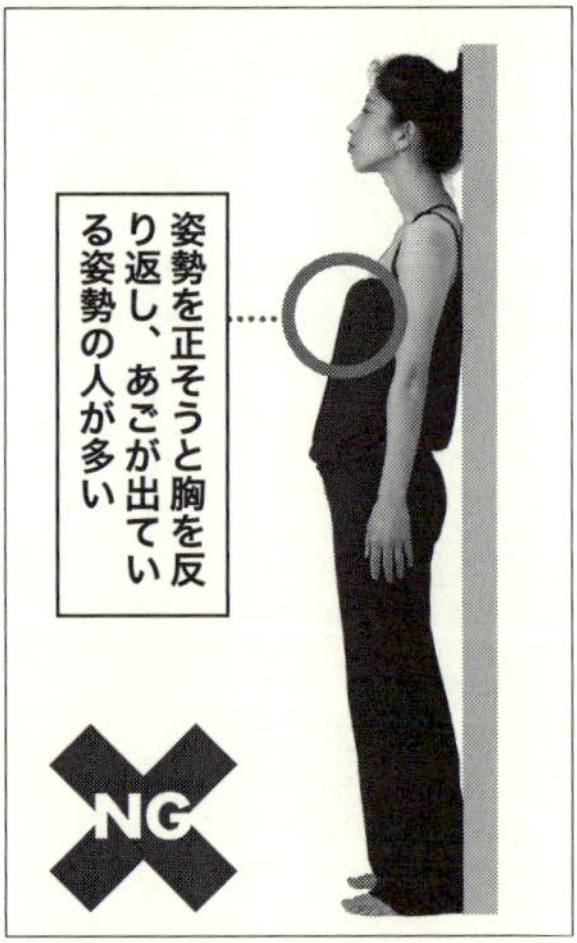
姿勢を正そうと胸を反り返し、あごが出ている姿勢の人が多い
NG

ちょっとした癖の積み重ねやマイナスの気が姿勢を乱れさせる

なぜ姿勢は乱れるのでしょうか？

赤ちゃんのときに姿勢の悪い赤ちゃんはいないと思います。

つまり生まれつき姿勢が悪い人はいません。しかし生活をしていく中で、私たちは10人いれば10通りの姿勢になっていきます。

その原因は、その人の生活や心の状態にあります。身体がその人のすべてを表しているのです。

「ダメな人ね」「なんでそんなに怠け者なの」と言われたり、周囲から露骨に嫌な態度をとられたら、身体はどうなるのでしょう。

私たちの身体は言葉や人からのエネルギーに敏感です。

マイナスのことを聞いたり感じたりすると、胸（心）はどんどん閉じられ、頭が落ち、背中は丸まっていきます。

あるいは、常に右側にあるコンピューターを見ながら生活をしていると、身体は少しずつ右にねじれていきます。内股でいることが女の子らしいと思って極端に内股で立つ人の腰は、身体がバランスをとるために大きく反り始めます。

身体は私たちが生きてきた履歴です。姿勢が乱れる原因は、必ず自分自身の生活の中にあるのです。

自分の生活を振り返ってみましょう

3週間継続すれば、新しい身体が手に入れられる

「私の猫背は昔からだから」とか「もう歳が歳だから今から始めたって無理でしょう」と、最初からあきらめることはありません。

ヨガの正しい姿勢が免疫力を高め、治癒力を高めていくことは、詳しくは後述しますが、ここではあきらめないことが素敵な結果を生んだ50代の男性の例を紹介しましょう。

この方は腰椎ヘルニアを患い、10年間で3回の手術を受けられ、ずっとつらい思いを

されてきました。痛いから身体を動かさない、動かさないから動かなくなり、また痛みも増していく……。この悪循環の繰り返し。10年間の痛みの経験から、身体が動くことを拒否していたのです。

つまり自分で知らず知らずのうちに限界をつくっていたわけですが、あるきっかけで私が主宰するAヨガのレッスンを受けられるようになり、姿勢を見直しレッスンを続けることで、わずか3か月半で、それまで10年間できなかった大好きなゴルフが再びプレーできるようになったのです。

できない、ダメだとあきらめた時点で成長は止まってしまいます。自分自身の可能性を摘んでしまうことになります。

もちろん無理をすることはありません。

大切なのは、今の自分の身体を知り「あ〜、私の今まで生きてきた履歴がここにあるんだなぁ。さてこの先どんな履歴をつくっていこうか」と、考えながら少しずつ体を整えていくことです。

私たちの身体の中の細胞の多くは21日周期で新しく生まれ変わっています。

つまり3週間継続することを目標として歩みを進めれば、身体は新しい状態を記憶し、手に入れることができるのです。

正しい理想の姿をイメージして毎日少しずつ続けるだけで「○○さん、最近見違えるようにきれいになった」「若々しくなったわ、元気ですね」と、周りから声をかけてもらえるようにきっとなるはずです。

悪い姿勢は心も悪くする

悪い姿勢は心にも影響を与えます。

身体を制御する神経は、大きく分けて脊髄神経と脳神経に分けられます。

脊髄神経は左右に31本。全部で62本が全身をコントロールしています。脊髄神経は脊髄から全身にくまなく広がり、運動、知覚、自律神経を制御しています。

運動神経というのは私たちの動作をコントロールする神経。

知覚神経と言うのは感覚（触覚、味覚、視覚、聴覚、臭覚）をコントロールする神経。

自律神経は内臓機能やホルモン分泌をコントロールする神経です。

これらの神経がバランスよく働くことで、健康な身体を私たちは手に入れます。

姿勢が乱れると、脊髄からつながるこの脊髄神経の流れが悪くなり、様々な影響を与えます。ある場所の神経は過剰に反応し、他の場所の神経は鈍化する……人間の身体はすべてバランスで成り立っているので、ひとつが強くなればどこかが弱くなり、ひとつが緊張すれば、どこかが弛緩するのです。脊柱が均等にバランスがとれていることは、神経系の働きを円滑にするために絶対に必要なのです。

背中を大きく丸めて肩も前に丸まり、顔が前に出ているような姿勢（そう、因縁をつける、よからぬ人たちに見られる姿勢です！）を続けていると、呼吸が浅くなって自律神経が乱れやすくなります。首の後ろ、みぞおちの前の緊張が高くなり、身体の緊張がとれずに、イライラが募りやすい身体になります。

こういった姿勢を無意識にしている若者の姿を多く見るようになりました。

彼らの心を落ち着かせるには、カウンセリングや薬に頼るのではなく、彼らの姿勢をより身体にとって楽な状態に持ってきてあげること。そうすれば必ず心は穏やかに、別人のようになるはずです。

身体を動かせば自律神経が整えられる

脊髄神経には3つの種類があると述べました。

運動神経と知覚神経のふたつは自分の意志でコントロールすることができる随意神経ですが、自律神経は自分の意志ではコントロールができない不随意神経といわれています。

たとえばカフェに行って「コーヒーカップを持ち上げるぞ」という指令が脳から筋肉にいくのが運動神経の役割。カップを持ってしばらくして「手がちょっと熱くなってきた」と、皮膚から感じ脳に指令がいくのが知覚神経の役割です。熱いから手を離そう、と再び脳から筋肉に指令がいきます。これらは私たちが自分の意志でコントロールすることができますね。

一方、自律神経はさらにふたつに分かれ、興奮状態、覚醒状態をつかさどる交感神経と、鎮静、安定状態をつかさどる副交感神経に分けられます。そしてこのふたつの神経は、私たちが直接触れることのできない内臓機能やホルモン分泌、呼吸などをコントロールしています。

脊髄神経の成り立ちを見てみると、背骨の骨（椎体）の中に脊髄神経の始まりがあります。椎体の前側は運動神経があり、側面に自律神経、後ろ側に知覚神経が位置します。

そこから運動神経と自律神経が前側の神経路（前根）を通り、知覚神経と背中側の運動神経が後ろ側の神経路（後根）を通って全身に流れていきます。

それが意味することはなんでしょうか。自律神経は意志では動かすことができないもの。でも、なぜヨガを行うと心も整うといわれているのでしょうか？

この神経の成り立ちにそのヒントはあると私は思っています。

脊髄神経の前根からは運動神経と自律神経が通っています。この2つの神経は並走をするように存在しています。つまりひとつの神経が刺激をされると、そこに並走するもうひとつの神経にも刺激が伝わると考えられるのです。

繰り返しますが、自律神経は私たちの意志で動かすことはできません。しかし、そこに並走する運動神経を刺激することにより、自律神経も刺激されます。

姿勢を正し、上手に筋肉を刺激することにより、そこに存在する自律神経を刺激して、内臓機能もホルモン分泌も向上することができるのです。身体を整えることが、心を整える近道です。

へそ曲がりのへそは本当に曲がっている？

「あの人は本当にへそ曲がりだね」って、聞いたことはないですか？

素直でない人、思ったことや他人に言われたことと正反対のことをする人のことをそう言いますね。そして、そういわれている人の身体を見ると、本当にへそが曲がっていることが多いのでびっくりです（実際はへそが曲がっているのではなく、身体がねじれてへそが違う方向を向いているのですが）。

仰向けに寝て、おへその位置を確認してみましょう。

おへそが中心にきていない場合、身体がねじれています。

体幹は胸椎12番という背骨の部分で大きくねじることを可能にしています。

お尻の片方に体重が乗りすぎていたり、常に同じ側の脚を組んだり、同じ側の肘を机に突いたり。そうすると筋肉の強弱のバランスが乱れ、脊柱がねじれた状態になってしまいます。

脊柱から全身に神経（運動、知覚、自律）が枝分かれしているため、脊柱がねじれるということは、神経系へも影響を与えると考えられます。

頑固な人は身体が硬くねじれている傾向が強いようです。

心が柔軟な人は、身体も自由にねじれ、元に戻る力を持っています。

世の中をまっすぐではなく、皮肉っぽく見て意見などをすることを「斜に構える」といいますが、これも少し身体がねじれているイメージですね。

身体がねじれている状態というのは、心もどこかねじれた感じを生み出すという言葉の表れなのかもしれません。

ねじれのない素直な体で、柔軟で素直な心を手に入れてみませんか？

姿勢を正せばO脚も自然と治る

私は気がついたときにはO脚でした。

自分の幼いころの写真を見ると、X脚ともいえるくらい、脚がぴったりとついていたのに、小学生のいつのころからかO脚気味になっていました。

10代、20代とどんな服を着てもO脚は私のコンプレックスのひとつでした。かっこいいジーンズを買っても、膝の辺りが変な方向にぼこん。両足そろえて立つと脚のゆがみが目立つので、脚をクロスして立ってみたり、前後ずらしてみたり。嘆かわしい表面的な努力をしていました。

しかし効果はなく脚はゆがんだままで、いつしかもう治らないと思っていました。

でもヨガと出合い、ヨガを続けているうちに、脚の間の隙間が少しずつ小さくなっていきました。立ち方、重心の乗せ方に少し意識をおくだけで、自分の脚が少しずつ変化をしていきました。

O脚は筋肉の使い方。生活習慣病だと気がついたのはそのときでした。

O脚の人は、太ももの内側の筋肉が非常に強く短くなっています。内側の筋肉が短くなっているので、内側が縮まりO脚に。逆にX脚の人は、太ももの外側の筋肉が強く短い傾向にあります。

正しく筋肉のバランスを整えれば、誰の脚でも整ってきます。

身体のバランスは心のバランス

バランスのとれた身体って何だと思いますか。右と左の肩が同じ高さにあることでしょうか。両方のつま先、膝が正面を向いていることでしょうか

それらも大切ですが、そういった表面的なものはほんの一部にしかすぎません。

バランスのとれた身体とは、前後左右が同じ強さ同じ長さで保たれていること。

右に曲げたときと、左に曲げたとき。右にひねったときと左にひねったとき。右足裏と左足裏の感覚。右つま先とかかと、左つま先とかかとの均等な感覚。座ったときに自然と両坐骨に均等に体重が乗っている状態……。それがバランスのとれた身体のような

気がします。前屈は得意だけれど後屈はまったくダメというのではなく、どちらも気持ちよいという感覚です。

身体の右側は力強さ、男性的な要素を持ち、左側はしなやかさ、柔らかさの女性的要素を持っているといわれています。だから、身体のバランスがとれれば心のバランスもとりやすくなるのでしょう。

強さと弱さ。激しさと穏やかさ。動と静。

ヨガで身体を整えることで心も整うのです。逆に身体のバランスを崩すと心のバランスも崩れます。心は直に触ることができませんから、もっとも身近にある自分の身体のバランスから整えてみませんか?

気がついたらきっと心のバランスも良くなっているはずです。

身体のゆがみ

身体のゆがみは様々な原因で起こります。

そのひとつが恥骨結合のずれ。

恥骨結合とは、骨盤の真ん中、両太ももの間にあると考えてください（35ページ参照）。骨盤は左右の寛骨、仙骨、尾骨によって成り立ち、左右にひとつずつある寛骨は腸骨、恥骨、坐骨の3部位によって成り立ちます。右の寛骨と左の寛骨はそれぞれ少しずつ違う動作ができるようなつくりで、蝶の羽根のように見えます。

歩いて地面にかかとがついた衝撃により、そのつど恥骨結合に小さな動作（ずれ）が生じます。また女性は、生理のときに骨盤が緩み開くため、そのときに過度に身体に負担のかかる間違った動作をすると、必要以上のずれが生じてしまい、生理後に骨盤が元の位置に戻らなくなるということもあります。

恥骨結合にずれが生じると、周囲の身体のどこかに負荷がかかり、腰に痛みが出たり、また股関節に負担がかかり股関節に痛みが起きたりします。背骨の土台である骨盤にずれがあると、その上にある背骨がゆがむ原因にもなります。

いくつかのエクササイズがあり、股関節周囲の筋のバランスを整えることで、これらの少しのずれは自分で調整することができます。身体（体幹）の土台を整えましょう。

正しい歩行が脊柱を整える

日常生活の中で、歩き方を意識することはほとんどありませんね。

自分の足裏が歩くときに、どのような状態になっているかを少し観察してみましょう。

足には26個の骨がありますが、その骨を歩くときに足の裏で感じることはできますか？

最初に地面につくのはかかとです。かかとの中心よりも少し外側の部分が地面について、小指側のラインを通って小指の付け根（小指球）に体重が移動します。小指球まで移動した体重は、指の付け根を通り、親指の付け根（母指球）まで移動し、親指を通って地面を蹴り出します。

歩くという動作、じつはこんなに複雑な動きをしているのです。

多くの人は足の裏での体重移動が乱れています。

親指での体重の送り出しができず、膝が曲がったままでペタペタと歩く人が多く、指が曲がったままで、足の裏を地面に押しつけるような歩き方の人も多いのが現実です。

そういった歩きの乱れは、身体に大きな衝撃を与え、バランスをとろうと過剰な筋肉の緊張を生みます。

歩くと疲れる、長時間歩けない、そんな人はきっと体重移動が上手にできずに、身体が必要以上のエネルギーを使っているのかもしれません。

足裏を少し意識して、歩き方ひとつ調整するだけで、日々の生活が楽になります。歩く前、運動前にバランスをチェックをしましょう。

簡単にできるバランスチェック

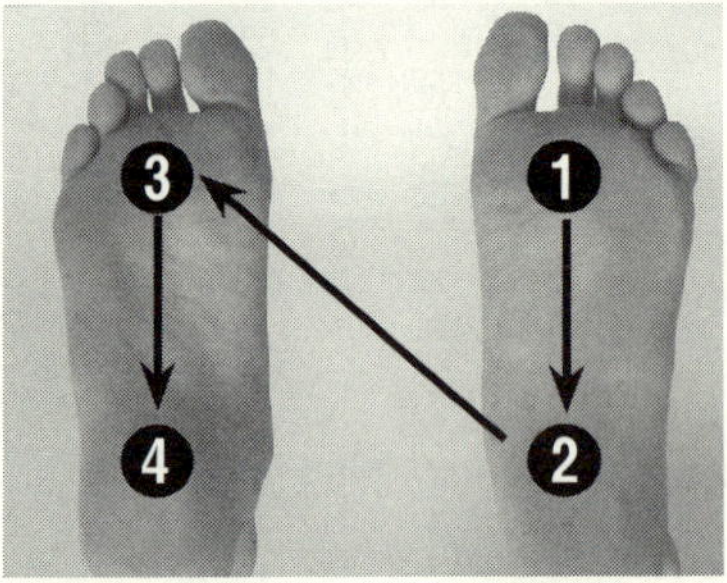

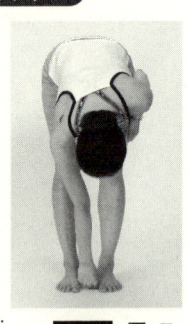

こぶし1つぶん親指の間をあけて、平行に足を置きまっすぐ立ちます。

Point
- つま先が外に向かないように。
- 肩の力を抜いて、まっすぐ前を見ます。
- 足関節が内側に落ちないように、まっすぐかかとの上にすねの骨がくるように、少し小指側に体重を意識して。

右つま先を❶、右かかと❷、左つま先❸、左かかと❹と番号を振り、❶→❷→❸→❹の順番で、順序よく体重を移動させていきます。

Point
- 身体を大きく揺らしすぎないように、骨盤から体を小さく揺らすイメージ。
- 呼吸は楽に鼻から続けます。
- どこの番号が押しにくいか、押しやすいかを少し意識し、少しずつその差異がなくなるように継続します。
- できるだけゆっくり揺れるようにリズムよく続けましょう。

❶〜❹のポイントを1セットとし、最初の4セットは❶→❷で吸い、❸→❹で吐く。残りの4セットは1セットで吸い、次の1セットで吐くを継続。

Point
- 呼吸を、意識して出し入れしましょう。
- 肩に力が入らないように身体を楽にしましょう。

足裏の写真の番号はひと目見たときにイメージしやすいようにふってあり、左右が逆になっていますが❶右つま先 ❷右かかと ❸左つま先 ❹左かかとの順番です。

ヨガを始めましょう

各章の最後でそれぞれのテーマに合わせて、また第五章ではいろいろな症状に対応するヨガのポーズを紹介します。

身体が動きやすい服であれば、ほかに用意するものはありません。

まったくのヨガ初心者でも、また、ふだんあまり身体を動かさない方でも、すぐに簡単に始められるものです。

無理をせず、ぜひ試してみましょう。


まずはP35を参照に理想的な姿勢に近づけましょう。慣れるまで最初のうちは壁に背中を当てて始めれば、体が反ったり、前のめりになるのを防げます。

見た目以上に腹筋と背筋を使うので、お腹のシェイプアップにもなり、また、後ろ姿も美しく見えるようになります。肩こりの軽減や予防にもなる一石三鳥のポーズ。

朝起きたときにこのポーズをすれば心地よい目覚めになりますし、就寝前に実践すれば心地よい眠りに誘います。少し硬めの床に仰向けに寝た状態で同じ動作を行ってもよいでしょう。

レッスン

正しい姿勢を身につけ安定させるポーズ

1

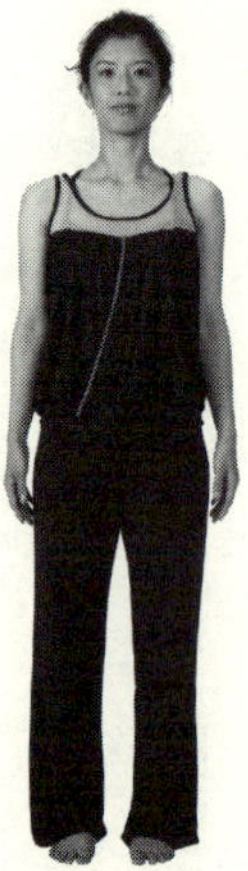

35ページでチェックした正しい姿勢をとります。

2

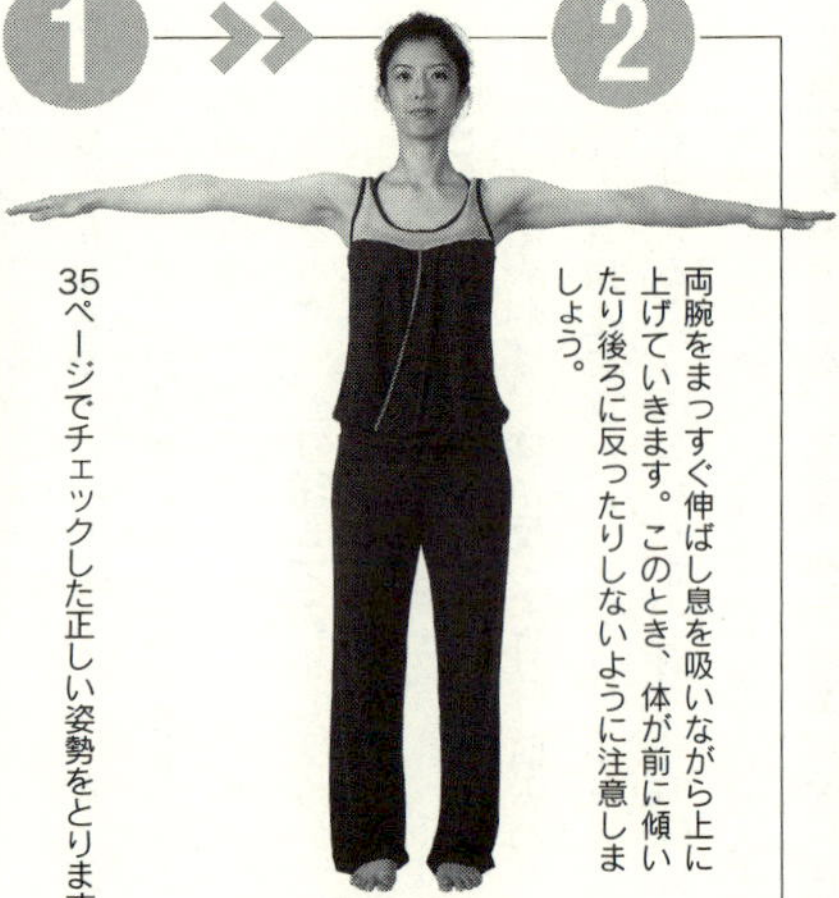

両腕をまっすぐ伸ばし息を吸いながら上に上げていきます。このとき、体が前に傾いたり後ろに反ったりしないように注意しましょう。

3

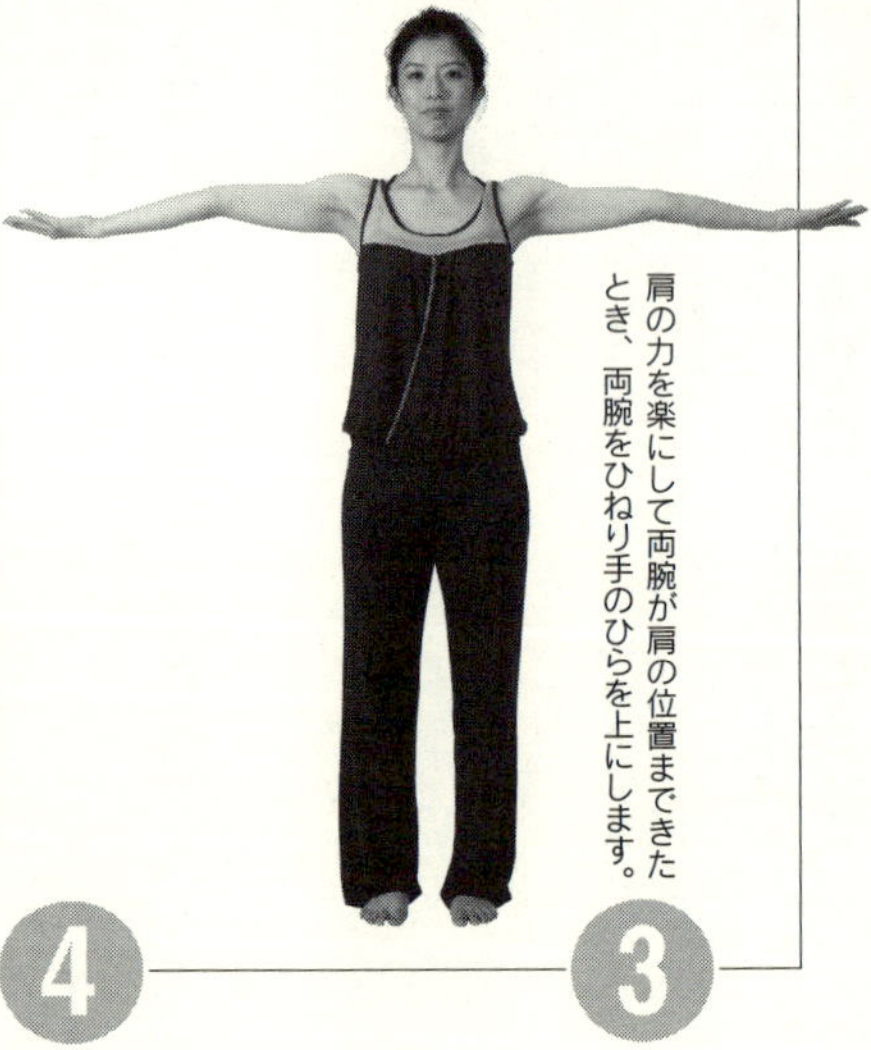

肩の力を楽にして両腕が肩の位置まできたとき、両腕をひねり手のひらを上にします。

4

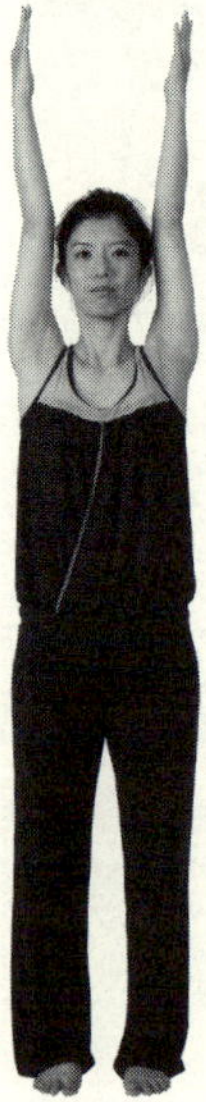

4

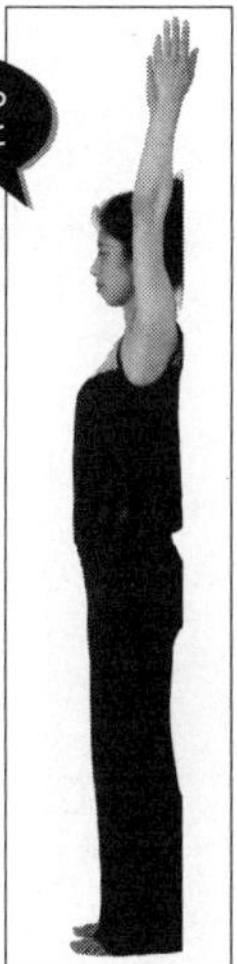

そしてそのまま腕をまっすぐ上に上げて両耳の横に持っていきます（無理をせず上がるところまでで大丈夫）。そのままの状態で痛みや違和感がない位置で3～6回呼吸を繰り返しましょう。足裏を感じ、息を吸うたびに天井へ伸びるイメージです。

5

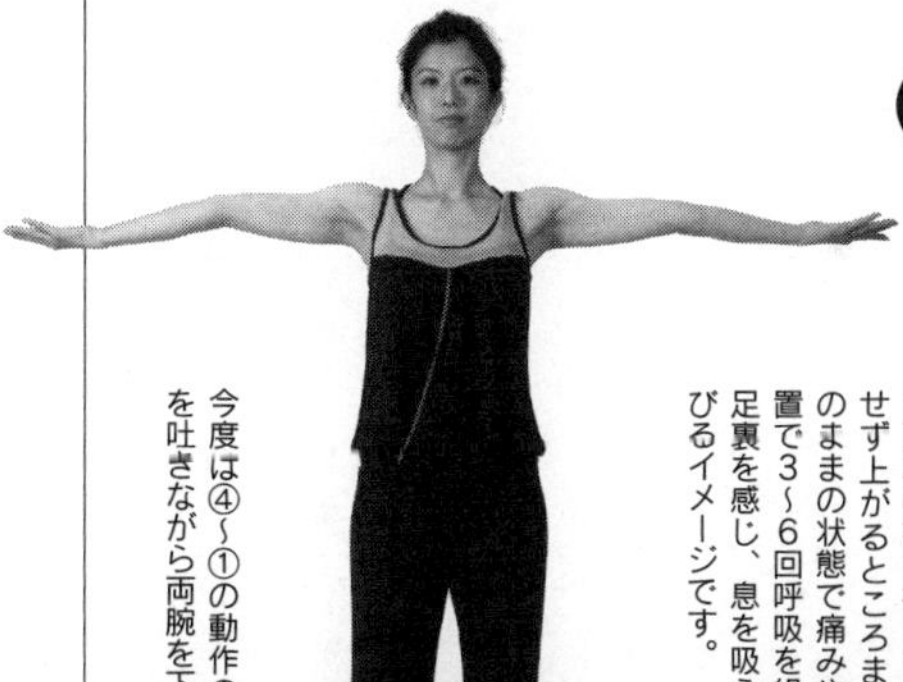

今度は④～①の動作の逆パターン、息を吐きながら両腕を下げていきます。

6

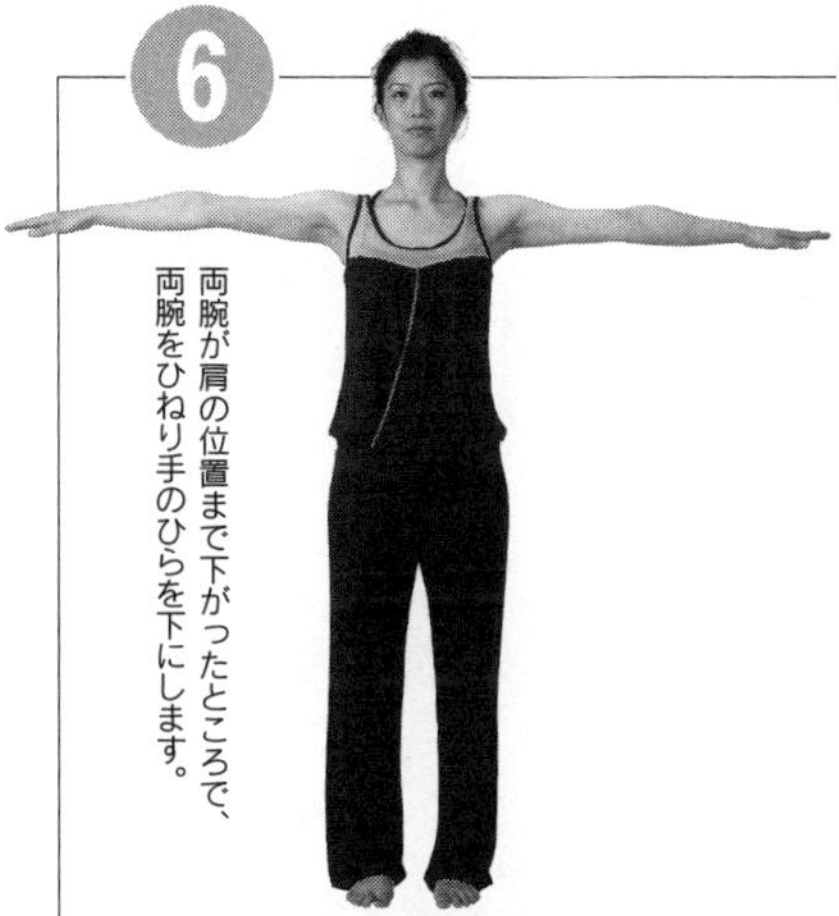

両腕が肩の位置まで下がったところで、両腕をひねり手のひらを下にします。

7

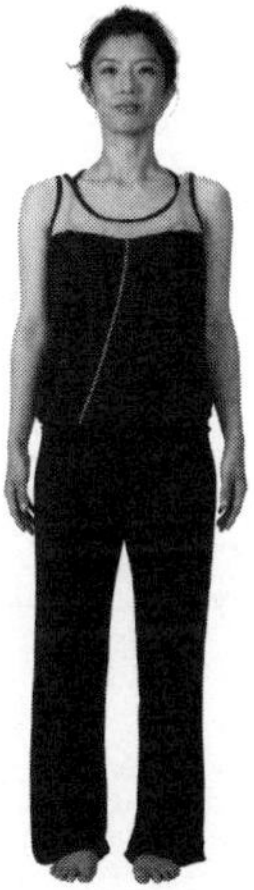

両腕が下がりきったところで息を吐ききります。①～⑦の動作を5回を目安に無理のない範囲で繰り返します。

第二章

深い呼吸で、余分な力が抜けるから

——なぜ、すっぴんでも美しいのか？——

呼吸とは生きること

眠っている赤ちゃんの姿を思い出してみてください。

身体全体を使って呼吸をしていますね。息を吸うと、お腹も胸も、そして頭までもが息を吸ったことがわかるくらいに広がります。息を吐くと全身の力が抜けて、地球に吸い込まれていくように見えます。

けれど、いつしか私たちはそんな赤ちゃんの呼吸の仕方を忘れていくのです。日常生活の中で呼吸が少しずつずれていき、その呼吸が次第に慢性化することにより、正しい呼吸ができなくなっているのです。呼吸の乱れが身体の乱れへとつながっています。

今さらいうまでもなく、呼吸は私たちが生きていくうえで大切な動作です。

私たちの身体は酸素と水がなければ生きていけません。

その大切な酸素を身体に取り入れ、また身体の中で発生した二酸化炭素を吐き出すという大切な行為が呼吸なのです。

呼吸が正しくできていれば、健康な身体を手に入れることができ、呼吸が乱れると、身体も乱れていきます。

ギリシャ語で呼吸を意味するpsyche pneumaとは、呼吸・魂・空気・精神を意味します。

ラテン語で呼吸を意味するanima spiritusとは、呼吸・魂。

日本語で気とは空気と精神を意味し、サンスクリット語で呼吸を意味するpranaは生きるエネルギーを意味します。

呼吸とは、ただ息の出入りを示すものではなく、心、身体、そして精神が身体の中を流れることを意味するのです。

吸うこと以上に息を吐ききることが大切

「はい、大きく深く息を吸って深呼吸しましょう」などと言いますね。しかし、じつはそれ以上に大切なのは、息を吐ききることです。

吐ききることができなければ、新鮮な空気を取り入れることもできません。息を吐いて、吐いて、吐ききって肺を空に近い状態にすることで、肺の内圧の関係から自然と空気が身体の中に入っていくのです。

知人の家族に小脳が萎縮するという難病を患っている方がいます。年に一、二度ですが、身体を動かしたりケアの手伝いをしています。

4年前に初めてお会いしたときは、言葉は多少不自由ながら、会話が成り立つというような状態でした。かろうじて自分の足で歩けましたが、2本の足で立っていても、上半身に力が入り、足が地につかない非常に不安定な状態でした。

「少しリハビリをしましょう」と身体を動かすお手伝いをしたのですが、そのときに気がついたのは、その方の「呼吸の浅さ」でした。胸から上だけで息が出入りをしていて、身体の奥まで呼吸が入っていないことが気になりました。

そこで、まず呼吸の練習をしてみました。仰向けに寝ている彼の呼吸を観察すると、胸の上で止まる呼吸でした。首、肩、胸、肋骨はがちがちに緊張して、深い呼吸をしたくてもできない状態だったので、自分の身体の中で呼吸がどのように動いているかを観察してもらうことから始めました。

観察をしながら、少しずつ呼吸を誘導していきます。

胸、胸の下、肋骨の下、肋骨が開閉する感覚、お腹が自然に上下する感じ。

息を吸うと身体が広がり、息を吐くと身体が地面に沈み込む感覚。

そんな呼吸の誘導を5分ほど繰り返し続けると、少しずつ顔色がよくなり、深い呼吸のイメージが身体に身についてきました。

そして次に息を吐ききる練習です。

「息を吐ききりましょう」と言っても、実際に吐ききれているのかがわかりづらいので、声を出してもらうようにしました。

「あ～～～～」と息が続く限り声を出してもらうことで、耳と身体で呼吸の振動を感じることができるのです。

最初の「あ～～～」は3秒くらい。それが目一いっぱいでした。何回か繰り返すことで最初に見えてきた変化は、吐ききったあとに深く息を吸うことができるようになったこと。先ほどまで呼吸が深く入るという感覚がなかった身体に、自然と呼吸が入っていきます。

3秒が5秒に、5秒が10秒に。ひと呼吸ごとにお腹まで大きな呼吸が入る感覚が生まれてきました。徐々に血色がよくなり、身体がぽかぽかと熱くなり、さっきまで冷たかった手足が温かくなってきました。

呼吸トレーニングを終え、2本足で立っていただくと、身体が安定しバランス感覚も増していました。

呼吸をすることで深部腹筋が刺激され、身体に安定をもたらしたのです。

呼吸を意識することは、身体全体を整えることができるのです。

皆さんも、まずは息を吐ききることから始めてみましょう。

呼吸も筋肉

ふだんあまり意識しない呼吸ですが、手足を動かすように筋肉（呼吸筋）によってコントロールされています。

そしてこの呼吸筋が正しく使われないと、心身のバランスを崩す原因となるのです。

呼吸筋は2つのグループに分けられます。

第1呼吸筋グループは呼吸でおもに使われ、肋骨の下にドーム形についている横隔膜、肋骨の間にある肋間筋、そして腹筋群。このグループの中でも、横隔膜が呼吸において75％の役割をしています。この第1呼吸筋グループが正しく使われることが、正しい呼吸の大切なポイントとなります。

第2呼吸筋グループは、斜角筋、胸鎖乳突筋、小胸筋などで、これらの筋肉はすべて首から胸の上側についていて、第1グループの補助をする筋肉です。もっと深く吸う、最後の最後まで息を吐ききるといったときに、第1グループのアシスタントとして働きます。

第1呼吸筋グループの筋肉は大きく力強い筋肉。第2呼吸筋グループの筋肉は、比較的小さな細い筋肉です。身体に負担をかけずにもっとも効率よい呼吸を行うには第1グループの筋肉が働くことが大切になります。

しかし現代人の多くが胸での呼吸をおもにしているため、細く小さな筋肉である第2呼吸筋グループを過剰に使用して、頭痛、首まわりのだるさや重さ、あごのだるさ、顔、目の周り、背中の緊張などを感じているのです。

第1呼吸筋グループを使うために肋骨まわりやみぞおちの辺りを少し意識して呼吸をしてみましょう。

リラックスした呼吸は、免疫力を高める

リラックスした状態で呼吸をするときと、緊張した状態で呼吸をするときの違いがわかりますか。

身体には60兆個の細胞が存在するといわれています。

そのすべての細胞が酸素を必要としており、酸素が欠乏すると細胞は死んでしまいます。多くの疾病は、この細胞の酸素低下による鈍化が関与しているのです。

リラックスした状態で呼吸をしていると、破壊的な代謝状態から建設的な代謝状態に

移行します。緊張した慢性的なストレスモードから、リラックスした状態での機敏なモードになることで、たんぱく質、脂肪、炭水化物合成に影響を与えます。そして免疫力をつかさどる細胞の生成を増加させ、骨の修復と発達を促進し、細胞、ホルモン、そして心理的な側面の向上に影響を与えます。

呼吸は中枢神経である自律神経の役割により無意識に行われていますね。意識しなくても私たちは生きている限り呼吸をしています。

しかし大切なのは、この無意識の呼吸を敢えて意識することです。

ヨガでは、呼吸をメインにしたレッスンがあるほど、呼吸を大切にしています。ヨガの正しい呼吸で細胞が活性化され、ホルモンバランスもよくなり、それが心にも身体にもよい影響を与えるのです。

呼吸をどれだけ身体で意識することができるのか、ひと呼吸ごとに身体がどんな変化をするのか、少し意識をしてみましょう。

深いリラックスした、ゆっくりとした呼吸で代謝効率のよい身体を手に入れることができるはずです。

正しい呼吸で顔つきがシャープになる

呼吸が身体に及ぼす影響は、いろいろな側面から語ることができます。

最近よく聞かれるセロトニン、これも大切な役割をしています（151ページ参照）。

セロトニンとは脳内神経伝達物質のひとつ。脳から分泌されるホルモンのこと。セロトニンは平常心を生み、中庸の心を私たちにもたらすといわれています。セロトニンのほかに私たちがよく耳にするホルモンに、不安やストレスを制御するノルアドレナリンや快楽のときに分泌され欲望と関係するドーパミンといったものがあります。セロトニンはこれらのホルモンのバランスをとる大切な役割もしています。

ではセロトニンは私たちの身体にどのような影響を与えているのでしょうか。セロトニンが減少すると心身にはマイナスの方向に働き、うつ病、パニック障害、摂食障害、そしてキレやすくなるといわれています。

反対にセロトニンの増加は心身をプラスの方向に導き、姿勢や顔つきの締まりに大切な抗重力筋に影響を与え、鎮痛効果も促されます。

　ではどうすればセロトニンの増加を促すことができるのでしょうか？

　セロトニンを増加するにはいくつかの方法があります。一定のリズムで全身を動かす、咀嚼する、朝日を浴びるといったこともセロトニンの増加につながります。

　そしてもっとも身近にできるのが呼吸。呼吸がセロトニンの分泌を高めてくれるのです。

セロトニンアップの呼吸法

　呼吸がセロトニンを増加する、と書きましたが、呼吸ならなんでもいいわけではありません。

　まずは意識をして行うこと。もうひとつは腹筋を使うこと。

　このふたつがセロトニン分泌を増加させるための大切なポイントです。

　通常の呼吸では、自律神経が意識をしなくても呼吸をコントロールしてくれているので、私たちはあまり意識して呼吸をしていません。しかしセロトニンをアップするためには、その無意識に行っている呼吸を、腹筋を使って少し意識して行う必要があります。

では一緒にやってみましょう。

ポイントはふたつ。
1　吐く息から始めること
2　吐く息を吸う息の1．5倍から2倍の長さをイメージすること
自分が楽な姿勢で座ってみましょう。

そしてゆっくりと自分の呼吸を聞くようにします。

今、身体のどこまで呼吸が入っていますか。身体のどこの部分が大きく広がりますか。

身体のどの辺りが柔らかく感じていますか。

次にお腹の奥底から絞るように息を吐き出してみましょう。

すべての息を吐き出すイメージです。そしてゆっくりと体幹を広げるように息を吸います。

形のイメージとしては、胸の辺りが三角形の頂点で、骨盤の下のほうに三角形の底辺がある感じです。下にいくほど大きく広がります。

胸での呼吸が中心になっている人は、下にいくほど呼吸の幅が狭くなり、三角形の底辺が胸にきて、頂点が下にある状態になっています。できるだけ下に行くほど息が大きく広がっているイメージを持ってみましょう。

同時にできるだけ鼻から吸って吐いてを行えるようにしてみましょう。慣れないうちは苦しくて、口から大きく息を吸いたくなることもあると思います。今自分ができる範囲で呼吸を繰り返してみましょう。

大切なのは息を吐くときに腹筋、肋骨周りの筋肉を絞り上げるイメージをつくることです。正しく呼吸が流れ始めると次第に背筋も伸びてくると思います。それはセロトニンが抗重力筋（姿勢筋）の働きを向上させたからなのです。

さらに慣れてきたら、息を吐くときにお尻の穴を少し絞って（閉じて）みましょう。

肛門は腸腰筋といって、お腹の深部にある腹筋とつながっています、そしてその腸腰筋が背中側の横隔膜につながっていますので、肛門を閉めることにより、呼吸筋である横隔膜を全体的に刺激することができるのです。

「胸を張って」の意味するところは

街を歩いていると、背中が丸く、胸がくぼんだようにつぶれている人を多く見かけます。そういう人たちの顔は、どこか寂しく、心重く見えてしまいます。

元気がないとき、落ち込んでいるときに「胸を張って、しゃんとして！」と、子供のときによく言われていたのを思い出します。なぜだかわからないけど「そうか、胸張って！」って思っていたものです。

ヨガと出合い呼吸の勉強をすることで、なぜ胸を張ることが大切なのかがわかりました。理由はわからないけれど、胸を張れば元気になれる気がしていたことには、身体生理学的な裏づけがあるということを知りました。

第一章でも触れましたが、私たちの感情をコントロールする神経のひとつに自律神経というものがあります。

自律神経は、気持ちを高ぶらせ興奮させ心拍数を上げる交感神経と、気持ちを落ち着かせ鎮静方向に向かわせ心拍数を下げる副交感神経のふたつの神経によって成り立っています。

自律神経は自分の意志でコントロールできるものではありませんが、呼吸をするときに使用される横隔膜のすぐ側にあります。

横隔膜は肺の下に位置し、肋骨の下に付着するドーム形をした筋肉です。正しく呼吸ができていれば、横隔膜は息を吸うと下にさがり、息を吐くと上に戻ってきます。

この横隔膜の動きが自律神経と連鎖していて、息を吸い横隔膜が下がると交感神経が刺激され、息を吐き横隔膜が上がると副交感神経が刺激されるのです。

しかし最初に例に挙げたような、背中が丸まり胸がつぶれた姿勢では、息（酸素）が上手に肺に入らないだけではなく、自律神経とも連鎖する横隔膜動きも制限されてしまうのです。

体のオンとオフを調整するためにも、胸を張って生活しましょう。

衣類と呼吸の関係

浅く胸で止まっている呼吸、お腹を固めた呼吸。これらの呼吸は身体に様々な影響を与えます。

首、肩、上背部、あご、顔、眼の周りの緊張、頭痛、吐き気、めまい。

これらの症状は呼吸が浅くなったり、呼吸がうまくできていないサインなのです。

あるリサーチによると、調査した心臓疾患患者全員が胸での呼吸をしていたそうです。彼らの多くは高血圧症の傾向、または高血圧症を持っていました。心臓と呼吸筋である横隔膜は筋膜でつながっています。

呼吸で正しく横隔膜を動かすことは、心臓のポンプ機能にも大きな影響を与えます。

そして、ふだん身につける衣類も呼吸に影響を与えます。

ウエストが極度に細いもの、たとえばパツパツのジーンズなど、呼吸をしても骨盤・下腹部の動きが感じられないようなきつい洋服を着ると、呼吸が不安定になります。ローライズなどのパンツなど仙骨の辺りを締め付ける服も、呼吸の動きを低下させる原因となります。腹部や肋骨周囲を締め付けるようなタイトな服を着ていると、上手に呼吸をすることはできません。

収縮性のあるもの、または体幹部に呼吸が出入りできる余裕があるものを選ぶことが大切になります。ベルトをきつく締める、ネクタイをきつく締めてのど元に余裕がない。これらも呼吸が不安定になる原因です。

さらに身体に安定性がない状態でハイヒールを履くと、身体の軸のバランスが崩れ、身体の緊張を引き起こし呼吸が正しく行われない原因となります。常にハイヒールを履くのではなく、フラットな靴などと交互に履いたり、ハイヒールを着用してもバランスがとれる身体づくりをすることが大切になります。

身体に合わないブラジャー、ボディスーツ、コルセットなどの下着類も呼吸に影響を与えます。また太って見えたくないから、とお腹を常に押し込んで生活をしたことはありませんか。若い人に多いと思いますが、彼女たちの呼吸は胸での呼吸が中心になり、浅い呼吸は身体の冷えにつながり、それが生理不順や集中力の低下などにつながっています。

私は個人的にガードルやボディスーツを使うことをおすすめしません。

人間は自分の筋肉がガードルやボディスーツの代わりをするようにできています。正しく呼吸をして腹筋を刺激すれば、矯正下着に頼ることなく、自分の体形を整えられるようにできているのです。

呼吸筋は身体の周囲を囲むように存在します。つまり呼吸筋をうまく操れるようになるだけで、身体は自然とスリムになるのです。

緊張と弛緩、呼吸を身体で感じる大切さ

それでは自分の呼吸を観察してみましょう。

静かなところで、楽な姿勢で座ってみてください。

できれば骨盤がまっすぐ立っている状態だといいですね。

イスに座るのであれば、足の裏がしっかりと床につく高さに調整して、座面の前側に座って姿勢を正しましょう。

床に座るのであればお尻の下に座布団をふたつ折りにして、膝が脚の付け根（股関節）よりも楽に下にくるようにして、姿勢を正しましょう。

まっすぐに姿勢よく座ることが難しければ、仰向けで寝て行ってもかまいません。

まずは自分の呼吸を観察してみます。

目をつぶったほうがわかりやすければ、目をつぶり自分の呼吸を身体の中で聞いてみましょう。

息を吸ったとき、身体にどんな変化が起きますか。

肩は上がりますか。下がりますか。横に広がりますか。背中は縮まりますか。広がりますか。胸は前に出ますか。上に上がりますか。後ろに下がりますか。肋骨の開閉はどうですか。お腹は動いていますか。

手に力は入っていますか。抜けていますか。お尻の力はどうでしょうか？

今度は息を吐いてみましょう。

吐いたときの胸の状態はどうですか。首は。のどの奥は。肋骨は。背中の感じは。お腹は。足の力はどうですか。

今地面についている身体の部分に何か変化が感じられましたか？

息を吸ったとき、身体は呼吸で満たされ大きく膨らみ、少し緊張が感じられます。反対に息を吐くと、身体から呼吸が外に流れ、体の中の力がふわりと抜けるような感覚を覚えます。

緊張と弛緩。

呼吸は常にその繰り返し。

この緊張と弛緩のバランスがいい呼吸を行うことが、身体を整える最短の道です。

1日を通して、呼吸を観察してみましょう。

横隔膜を動かして内臓をマッサージ

すでに述べたように横隔膜は肋骨の下にありドーム形をしています。

ドームの屋根の上には心臓、肺、食道があります。屋根の下には、消化や吸収をする胃、すい臓、胆のう、小腸。再吸収を行う大腸。毒素を分解し、栄養を保存する肝臓、免疫と関係があり血液の入れ替えも行う脾臓、排泄の役割をする腎臓、そして生殖器が存在しています。

これらの内臓器は体内でつながっていて、呼吸で上手に横隔膜が上下に動くと、その上下にある臓器も刺激をされます。心臓のポンプ機能が高まり、腸もマッサージをされ排泄を向上してくれるのです。

私たちは平均して1日に22000回前後の呼吸をしています。その呼吸を正しく行うことは、私たちが健康に生きていくうえで必然なこと。正しい呼吸が内臓を健康にしてくれるのです。

脳を勘違いさせる効能

夫がシアトル・マリナーズのトレーナーをしている関係で、メジャーリーグのシーズン中、私はシアトルと日本を行ったり来たりする生活を続けています。年間を通じて7

回くらい日米間を往復しますし、日本国内、そしてアメリカ国内でも仕事で煩雑に移動をします。

飛行機での移動、密室での移動は、身体に大きな負担がかかります。しかも飛行機の中は気圧が下がる関係で、呼吸が浅くなりがちです。

以前は、長時間飛行機に乗った後、よく体調を崩していました。身体が硬直し筋肉はがちがちになり、内臓の動きも悪くなり、食事をしても胃がもたれ、気持ちも落ち込んでちょっとしたうつ状態。「もう私なんて」という気持ちによくなったものでした。

完全に体調を取り戻し、心が安定するまでに10日ぐらい費やすこともあったのですが、日米移動のたびにそんな気持ちになることが嫌で、自分の身体を観察してみることにしました。

結果、狭い機内で長時間同じ姿勢でいることが、血行を鈍化させ筋肉を硬直させ、それが原因で身体が冷えることに気がつきました。

身体を伸ばせるのはトイレに立つときぐらい。機内に身体を動かせるストレッチスペースでもつくってくれればいいのにと思ったものです。

そして限られたスペースでできることはないかと考え、自分の呼吸に行き当たったのです。

前後左右を囲まれた狭いスペース、気圧の下がった機内での呼吸は、どうしても浅くなりがちです。だから、なおさら意識して呼吸を感じる工夫をして、同時に脳の特性と呼吸の特性を生かしてみることにしました。

頭の中で身体を動かしているイメージを抱きながら、深く呼吸を意識して力を抜くようにしていくのです。脳は身体を実際に動かしたときと、イメージだけのときとの違いを認識することはできないといわれています。

つまり実際に身体を動かさなくても、より克明に身体の感覚をイメージすることで、脳は身体を動かしたと認識するわけです。

動かしていないのに動かしている。不思議ですね。でもその特性を少し利用することにより、私の移動後の身体の疲労感は激減しました。

以前はシアトルに戻ってくると二、三日つらい身体を引きずりながら生活をしていたのですが、今では着いた日から元気に活動できるようになりました。

呼吸を意識すること。これも健康である第一歩。体調をベストコンディションに保つことができるのです。

呼吸が浅くなる理由

なぜ私たちの呼吸は浅くなるのでしょう。

ひとつは環境的に空気がよくないところで生活をしていることです。体内に悪い空気を取り入れたくないという身体の反応が無意識に表れ、呼吸が浅くなります。

また、ストレスの多い環境にいることも原因です。身体がストレスにさらされると、自律神経の中の交感神経が優位となり、呼吸が浅くなる傾向にあります。

ストレスなどで胸の辺りが常に緊張している状態では、呼吸筋が上手に動かない状態になり、自然に呼吸をすることが難しくなります。

呼吸は感情によってコントロールされて、その感情は横隔膜、そして連動する自律神経に影響を与えるために、呼吸に変化が起こります右に挙げたようなふたつの状態は、呼吸数が多くなる過呼吸傾向を生みやすくします。

電車の中でも呼吸は浅くなる

飛行機の長時間移動だけでなく、混み合った電車や街中でも、じつは呼吸は浅くなりがちです。それこそ通勤ラッシュ時は無理な姿勢を強いられる「息苦しい」状態が続きます。そんなとき、実際には身体は動かせませんが、既述のように頭の中で身体を動かすイメージを抱いて呼吸を意識すれば、少しは楽になるはずです。

またラッシュ時以外でも、電車に乗って近くにいる人を観察していると、過呼吸傾向の人が多いのに気がつきます。私たちの平均呼吸数は1分間で男性では12回から14回、女性では14回から15回といわれています。

過呼吸傾向の人は、呼吸が浅いために酸素を多く取り入れようとするために呼吸が早くなります。

体内（生体水）は細胞代謝のためにアルカリ性の状態で保たれているのですが、過呼吸傾向が継続されると、酸素の吸う量が増加し、二酸化炭素を吐く量が減少することにより、体内の二酸化炭素が増加し体内のpH値が乱れ酸性傾向になります。

腎臓病や糖尿病といった疾病を持つ人も、酸性とアルカリ性のバランスをとるために、無意識に身体が過呼吸になる傾向が強いようです。

逆にいえば、ふだんから呼吸を意識し、ゆったりとした息の出入りをしていれば、腎臓機能低下を予防することになり、女性なら肌がくすんだり、身体の冷えやむくみを軽減させることにつながります。

正しい呼吸のリズムを考えてみましょう。

呼吸にもリズムがあります。

吸う~吐く~小さなポーズ（停止）。

これが呼吸のリズムです。

あなたの呼吸はどうですか。

吸う息と吐く息のバランス、このふたつの呼吸の緊張と弛緩の差が感じられればより理想的です。

ため息は大切なシグナル

誰かがため息をついていると「何か嫌なことでもあったの」って、ちょっと気になることがありませんか。

自分でも無意識に「はぁ〜〜」と、ため息ついていることがありますね。

その状況はどんなときでしたか？

「人前でため息をついちゃダメ」と言われたり、口にした方も多いと思います。確かに、ため息＝つまらない、疲れた、飽きた、などというマイナスなイメージがありますね。

しかし、ため息は心身を調整するための大切な行為でもあるのです。

身体の中にたまっている悪いエネルギーを吐き出すためにも、ストレスが原因で増加している余分な二酸化炭素を排出するためにも、身体の過剰な緊張をとるためにも、とても大切なものなのです。

私たちの身体の組成の50〜70％を占める生体水は通常は弱アルカリ性を示す7．3〜7．5pHを保っています。

肺に入った酸素は血液を介して、体内の細胞に酸素を届け、体内で発生した二酸化炭素を受け取り、体外に排出します。

過呼吸などで吐く息よりも吸う息の量が多くなると、体内が酸性化し細胞にとっては居心地が悪い状態となってしまいます。

酸性体質になると、疲労しやすい身体になったり、記憶力が減退、注意力も散漫になり、足腰がだるくなるということが起こります。

また酸性体質は高血圧、高脂血症、糖尿病や胃腸の機能の低下、癌細胞を増加させるといわれています。呼吸というのは無意識に行われています。身体に必要なときに必要な呼吸が行われるのです。

ため息をついているときは、体内のpHが酸性傾向にあるため、より多く二酸化炭素を吐き出そうとする自然な身体の反応なのです。

今の世の中、みんな身体に力を入れて生活をしています。密集した生活環境、周囲に気を使った生活、勝ち残るための戦いの生活。そんな環境は私たちの身体や心に緊張を植えつけます。

ため息は、そんな私たちの身体に危険信号を送っているのです。

「もう少し力を抜いていきましょう」と。

ため息で余分な力を抜く効能

ヨガのレッスンをしていて感じることは、身体の緊張が抜けない人がとても多いこと。

「息を吐いてみましょう」と言っても、思ったように息を吐くことができないのです。吐くことまでもが緊張を強いられている、そんな身体の人がとても多いのは、今の時代を象徴しているのかもしれません。

そんなときは「では、ため息をつきましょうか」と、身体を動かしながら吐くときに「はぁ〜〜」と深く息をついてもらうようにしています。

そうすれば身体が少しずつ緩んでくるのがわかるのです。ふだん、どれだけ自分の身体に力が入っていたのかに気がつきます。

物ごとがうまく進まない、頭がうまく働かない、そんなときは大きくため息をついてリセットしてみませんか。

身体の中にたまっているものを、ため息とともに吐き出してしまいましょう。同時にため息が出たとき、「あ、私、何か身体の中にため込みすぎているのかも」って、自分の生活を見直すきっかけにしてみてください。きっと気持ちが楽になります。

もちろん、ため息に慣れっこも困りものです。いつもいつもため息ばかりをついていれば、自分だけでなく周りにもマイナス。

ため息はメリハリをつけるための大切な心身調整法と心がけましょう。

口呼吸の弊害

街を歩いていると、口もとが気になります。

「あ、あの人も口が開いている」

「あら、この人も……」

時間があるときは、どのくらいの間、口が開いているのだろう、なんて観察をしてしまいます。

口もとが緩む原因はいくつかあります。

1　鼻がつまっている

2　歯並びが悪い

3　口まわりの筋肉が緩んでいる

4　背中の緊張が強く、あごが上がってしまうために口もとが締められない

どのような原因であれ、口での呼吸は身体にとって大きな負担となり、細胞の鈍化へとつながります。

口呼吸が心身にもたらす影響を考えてみましょう。

1　細胞の新陳代謝が悪くなる

2　交感神経が優位になり精神が不安定になる

3　疾病を招きやすくなる

体内の細胞に効率よく酸素を送るためには、肺の下3分の1に酸素を取り入れることが大切になります。口での呼吸は肺の上部までしか酸素を入れることができないため、

体内の細胞への酸素供給は低下してしまいます。

細胞の活性を促したいのであれば、肺深くまで呼吸を入れることが大切になるのです。また慢性化した口呼吸は、呼吸筋である横隔膜を使わない状態が続きます。横隔膜は自律神経と密接に関係をしていて、横隔膜の正常な動きが自律神経をコントロールしています。

口呼吸を繰り返すと横隔膜の動きが低下し、交感神経優位になるために常に攻撃的、覚醒した状態を招くのです。内臓への血流も低下するために、内臓機能も低下します。


口から取り込まれた大気中の空気には多くの雑菌が含まれています。

病気を予防するために私たちが手洗いと同時にうがいを奨励されるのはなぜでしょう。細菌や雑菌は乾いた環境が大好きです。常に口を開けて呼吸をしているとのどが乾燥しませんか。つまり口で呼吸をすることにより、私たちは自ら細菌が繁殖しやすい環境をつくってしまうのです。

一方、鼻から呼吸をすることにより、体内に入る前に鼻腔を通ることで、多くの細菌が除去されます。また鼻腔は湿っているので、細菌が繁殖しにくい環境なのです。口を閉じて、鼻から呼吸することは細菌の侵入を防御するためにとても大切なことなのです。

3つの呼吸法

呼吸は、胸呼吸、腹式呼吸、胸郭横隔膜呼吸の3つに大別することができます。

まずは胸呼吸。

これはとても浅い呼吸で、胸だけに呼吸が入り、横隔膜に動きが見られない状態です。息を吸うと肩が上がったり、胸の上のほうが広がったり、首に筋ができたりといった傾向にあります。

この状態の呼吸を続けていると、交感神経が優位になり、アドレナリンを増加し、攻撃的になったり、イライラしたり、または不安や心配になったり、落ち着きがない気持ちが生まれてきます。

あなたの周りに、いつもイライラして怒りっぽい人、強迫観念が強く不安性の人がいませんか。呼吸を観察してみれば、きっととても浅い呼吸をしていると思います。

また、オリンピックなどでアスリートが競技の前に肩を上げ下げして息を出し入れしているのを見たことがあると思います。彼らは自然に胸での呼吸を促すことで、交感神経を刺激して戦闘モードに心身を準備しているのです。

次に腹式呼吸。

これはわかりやすくいえば、眠りについているとき、リラックスしてテレビを見ている状態などをイメージするといいでしょう。

身体の動きの特徴としては、息を吸うと胸や肋骨の下のほうには大きな変化は見られませんが、お腹がリラックスした状態でゆっくりと前に広がる感じが見られます。息を吸うと横隔膜が少しずつ下がり、息を吐くとゆっくりと横隔膜が元の位置に戻ってきます。このような呼吸の状態はリラックスや軽い眠気をもたらします。

最後は胸郭横隔膜呼吸。

この呼吸は集中力を高め、明確な感情を生みます。

身体の特徴としては、息を吸うと肋骨の下のほう、みぞおちの高さの肋骨周囲がゆっくりと外に広がる感じが見られ、横隔膜が下に下がります。

そのときのお腹はあまり大きく前にせり出すことなく保たれている状態になります。

何かに集中したいときは、身体の力を抜いて、肋骨の下の辺りを広げ、腹部を大きく変化させないイメージで呼吸を繰り返してみてください。集中力が高まってくると思います。

横隔膜を刺激して感情をコントロール

なぜ呼吸が感情に影響を与えるのでしょうか？

呼吸筋のひとつである横隔膜の動きが大きく関係していることはすでに述べましたが、もう少し丁寧に説明しましょう。

横隔膜は肋骨の下の部分にドーム形に付着している筋肉で、この横隔膜が自律神経と密接な関係を持っています。横隔膜が下がることにより、交感神経が刺激され、横隔膜が上がることで副交感神経が刺激されるのです。

リラクゼーション呼吸法などでは、吐く息を吸った息の倍の長さで吐きましょう、と説明されることが多いと思います。

これは吐く息を長くすることで横隔膜を上に押し上げ、鎮静モードである副交感神経を優位にすることができるからです。

「私は自分の感情をコントロールすることが苦手」という人はまずは自分の呼吸を感じてみてはいかがでしょうか？

状況に応じて自分がどんな呼吸をしているのかを観察してみてください。

そしてどのような状態になりたいのかを考え、少し自分で呼吸を操ってみましょう。

肩がこると呼吸も苦しくなる

肩肘を張る。肩が怒っている。肩に力が入る。どれもあまりよいイメージはしません。でも振り返ってみてください。誰にでもあることだと思いませんか？

肩に力が入っていると、頭への血行が滞ってしまいます。肩甲骨の周囲は身体を調整し、身体のバランスをとるとても大切な役割をしています。

身体の疲労物質がたまる場所のひとつが肩甲骨だともいわれています。その周囲には多くのリンパ節が存在するからです。

詳しくは次章で説明しますが、リンパ節には老廃物をろ過したり、免疫抗体をつくり出す働きがあり、リンパ節でリンパ液が滞ると、それら機能がうまく働かず疲れを感じるのです。

そして肩甲骨のもうひとつの役割は首、頭を安定させ、呼吸を安定させることです。肩に力が入り、肩が怒ると呼吸に影響が出ます。肩に力が入ったときの呼吸の仕組みを考えてみましょう。

肩に力が入った状態で呼吸をすると、呼吸筋が正しく作動しない影響で吸った息（酸素）は、肺の上のほうで止まってしまう傾向にあります。呼吸筋の要であり、自律神経を調整する役割も持つ横隔膜の動きも制限されてしまいます。

胸と肩で止まる浅い呼吸は、横隔膜の正常な動作を制限し、興奮作用のある交感神経を刺激するため、気持ちは常にざわざわ、イライラ、落ち着きがない状態を引き起こす可能性が高くなります。

呼吸をするために、肩、首の力を抜くことも大切です。

呼吸があなたと周囲をつなぐ

武道の世界では、間の世界、間が大切、と言います。

この「間」とは、じつは呼吸を意味しているのだと私は思っています。

相手の呼吸を読む。

相手の呼吸を感じる。

そこに「間」があるのだと。

ヨガを教えるようになって13年、それでも今まで自分が満足いくレッスンをしたことがありません。常に何かが足りなかった、何かが多すぎた……と反省することばかりです。

しかし反省ばかりのレッスンでも、「今日は本当にみんなと一体となれた」「空気の統一感を感じて、心も身体も穏やかだった」と、思えるときがあります。

最初はなぜそうなるのかがわかりませんでした。

なんとなくまとまりなく終わったレッスンと、心地よくみんなとの一体感を感じたときのレッスンの違いはどこにあるのか、と。

やがて「相手の呼吸と自分の呼吸が共鳴しているか」それが大切だということに気がつきました。

レッスンには様々な年齢、様々な職業の方がやってきます。

先ほどまで机に向かって仕事をしていた人もいれば、家事をしていた人、子供とケンカをして出てきた人、恋人から今夜のお誘いメールを受け取ってきた人。いろいろな感情を持った人たちがスタジオにやってきます。

その一人ひとりが違う呼吸をしています。

早さも深さも。

その一人ひとりの呼吸を感じることが、レッスンの心地よさをつくり上げることに気がついたのです。

レッスンを始めたころは、相手を自分の呼吸に合わせようと必死でした。

「みんな私についてきて、私が誘導するから」と。

でも私に合わせられる人はいいのですが、リズムが違う人、感情のあり方が違う人にとっては、とても心地の悪いものになっていたのだと思います。

あるときから、レッスンの初めは自分がみんなの呼吸を感じてみることに意識をおいてみました。

「あの人はこんな呼吸、この人はこんな呼吸」

それを観察しながら、言葉を使いながら、自分の呼吸を使いながら、少しずつみんなの呼吸と自分の呼吸を合わせていくことにしたのです。

そうすると、スタジオの空気が一瞬にして変わる瞬間が出てくるのです。優しい、穏やかな空気が私たちの周りを取り囲んでくれる感じが生まれるのです。

エネルギーとは波動です。

その人が発しているエネルギーは波となって他の人、他のものに影響を与えます。私はこのとき、エネルギー＝波動というのを実感したのでした。

私のエネルギーが間違った方向にあれば、生徒の身体も間違った方向にいってしまう。私の身体の中の緊張がほどけなければ、生徒の身体の緊張もほどけない。

これは日常の生活でも役に立ちます。

誰か人と接するとき、私は自分の呼吸と相手の呼吸を観察します。物ごとが複雑になりそうなとき、自分の呼吸を収めるように意識します。相手の理解がうまく得られないと思ったとき、その人に「私はあなたの意見を受け入れていますよ」という気持ちを込めて、優しい呼吸を繰り返します。そして同時に自分の呼吸を相手に合わせるようにしていきます。ときには相手を自分の呼吸に引き入れることもあります。そうすると次第に話が落ちつくところに収まります。

呼吸、本当に大切なエネルギーです。

手のひらが呼吸を深くする

「深呼吸をしてください」と言うとほとんどの人が自然に腕を開くと思います。開かないまでも、なんとなく腕が後ろに引っ張られるような感覚があるのではないでしょうか?

なぜでしょう?

東洋医学でいう経絡を見てみると、肺と関係のある「肺経」は手の親指から腕を通っています。

親指を中に入れてコブシをつくって呼吸をしてみてください。

次に親指を思いっきり開いて呼吸をしてみてください。

どちらが呼吸が深く入りますか?

朝、ベッドの中で私は手の平の中心の皮を引っ張るように手の指を最大限に広げて伸びをします。

そうすると自然と身体に呼吸が深く入ってきます。

なんだか今朝は身体が重たいなと思ったときは、何回か手のひらを思いっきり開いて呼吸をします。

すると身体が軽くなって、覚醒されていきます。

この肺経、もちろん足にもつながっています。足のかかとの外側から、足の指の付け根を小指側から親指側まで横切るようにつながっています。

ですから、足首を曲げてかかとを突き出すようにして足の裏を伸ばすことで、身体に酸素がより多く入ってくるのです。

全身を使って、呼吸をしてみましょう。

呼吸で身体を温める

冷えが病気の原因になるとずいぶん前からいわれています。

また身体を温めることが、細胞を活性化させるために大切だといわれます。

半身浴、湯たんぽ、温かい飲み物を飲む、しょうがを料理に使うなど、様々な身体を温める方法があります。

その中でお金もかからず準備も要らないものがあります。

それが呼吸です。

正しく呼吸を行うと、恒常体温を上げることができます。冬の寒空でも、呼吸を意識するだけで、身体の中の温度が上がり、全身が温かくなってきます。

ヨガを行うとき「呼吸を大切にしましょう」「呼吸を止めないように、深く呼吸をしましょう」と言いますが、それには理由があるのです。

そのひとつが体内温度を上げることで、筋肉や腱の柔軟度を上げること。

もうひとつは体内温度を上げることで、細胞の活性を促すこと。

どんなに身体を動かしても、呼吸が正しくできていないと体内温度は上がりません。

表面的には運動をして筋肉が熱を発するので温かくなった気がしますが、身体の芯からの温かさではないのです。

大切なのは体内の温度を上げて、筋組織、腱の柔軟性を上げ、細胞を活性させることです。

覚えておきたい、体温を上げる呼吸法

それでは体温を上げる呼吸法とはどういうものでしょうか？

静かなところで姿勢を正して座ってみましょう。

骨盤がまっすぐな状態で地面に立っているイメージができるといいですね。

口を軽く閉じて、まずはお腹まで大きく息を感じながら呼吸を数回繰り返します。

のどの奥は大きく空洞があるイメージで、首を楽にします。

息を吸ったときに身体が膨らみ、吐いたときに身体が緩む、その感覚を感じながら、身体の中にどのように空気が通っているのかを感じてみましょう。

次に首の前側の付け根の部分、左右の鎖骨が胸の骨に合わさる部分にくぼみがあります。そのくぼみから息を吸ったり吐いたりするイメージで鼻から呼吸をしてみましょう。

回数を重ね、首のくぼみから呼吸をするイメージができたら、少しずつくぼみの奥の気管を閉じるようなイメージで、呼吸を繰り返します。先ほどに比べ、身体の中での呼吸の音が大きくなり、より小さな穴の中を息が出入りしている感じになると思います。

呼吸の音はあくまでも自分の中で大きくなるイメージです。

あまり遠くの人まで呼吸の出入りが聞こえるのは力が入りすぎですので、少し優しく呼吸をしましょう。

首の前のくぼみにある小さな穴から、呼吸を出し入れするイメージを繰り返し、身体のほかの部分はリラックスをして、自分の身体の中の呼吸の音を聞いてみましょう。

この呼吸をゆっくりと繰り返すと、体内の温度が上がりやすくなります。同時に細胞も活性化されますので、ぜひ活用してみてください。

ヨガのポーズをするうえでの注意点

●服装はゆったりとしたものを、ぶかぶかよりは身体の線が見えるものを選びます。
●部屋を温かくして水分補給はしっかりと。
●食後すぐは避けましょう。
●事前にトイレに行っておきましょう。
●動くことで顔をゆがめるような痛みがあるときは、頑張りすぎなので身体に負担がない程度にがんばりましょう。

レッスン

心と体を覚醒させる呼吸法

1

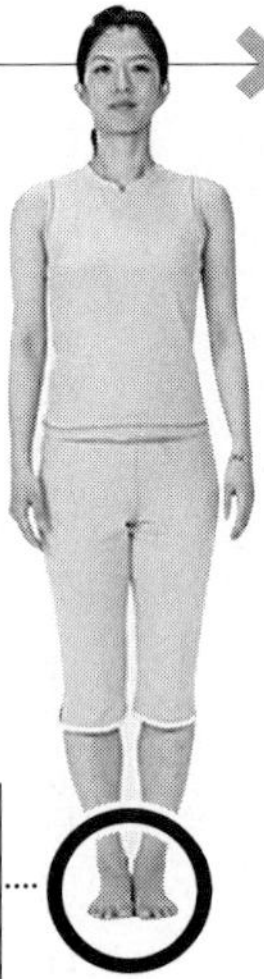

親指、かかとをそろえて立ちます。膝がしっかりと正面を向いている状態です。足の裏全体で地面を柔らかく感じ、リラックスをして立ちます。

つま先は外を向かないように。足関節の位置に注意。

2

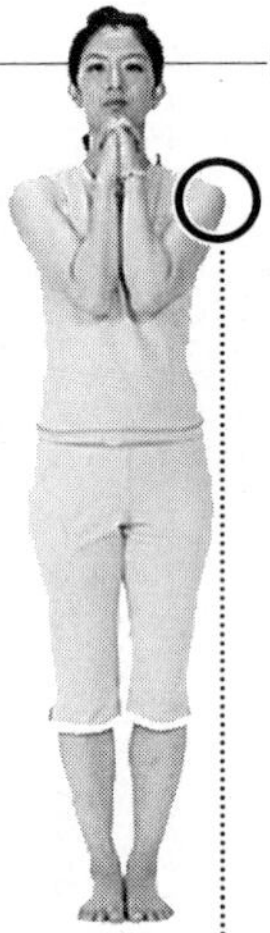

あごの下で手を組み、あごが上がらない範囲で肘を身体の前で合わせます。

肩が上がらないように注意しましょう。肘を寄せたときに背中が丸まらないように、鎖骨を横に伸ばすイメージで胸を開きましょう。

3

息を吸う

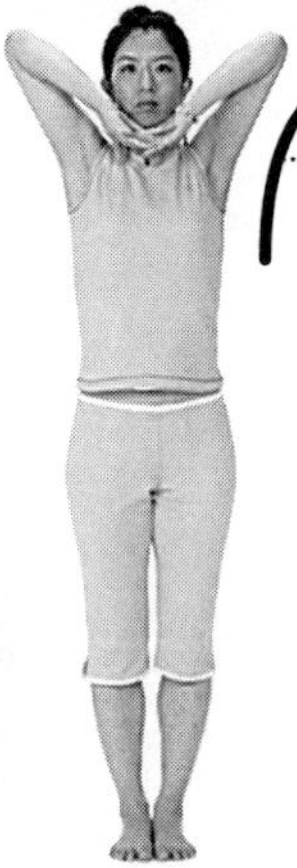

手をテーブルのようにして、あごをのせた状態を保ちます。鼻から息を吸いながらウエストから肘を伸ばすイメージで脇を上げていきます。のどとあごは楽にして顔はまっすぐにします。

わきをしっかりと伸ばし、わきの下のリンパの流れを向上させます。

＊最初は痛みを感じるかもしれませんが徐々に可動域が広がります。無理をしないよう継続しましょう。

5

3と4を10回ほど繰り返します。

Point
腹部、背中、肺からのどの後ろを空気が通る意識。
●吐ききるときは、お尻の穴、下腹部、横隔膜、胸、のどとすべてから呼吸を絞り出す意識で。
●空気が体の中を流れるイメージを持つ。
●足の裏からしっかりと呼吸を行う意識。

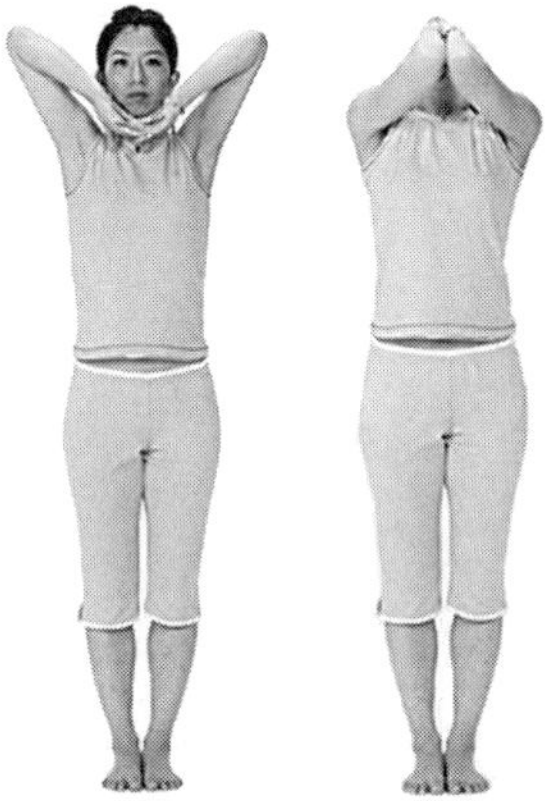

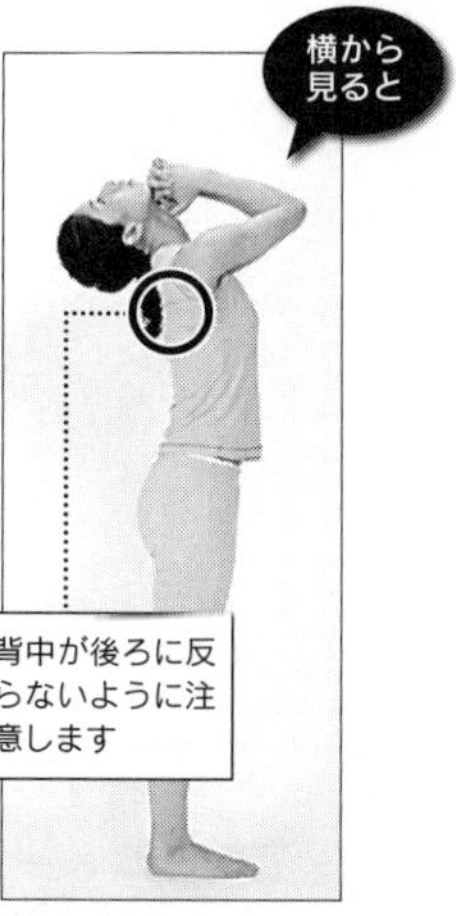

背中が後ろに反らないように注意します

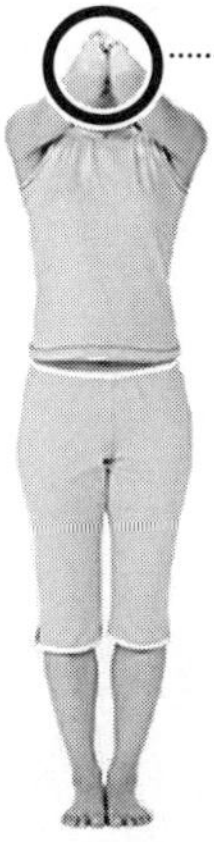

合わせた肘はあご—組んだ手—前腕—肘が水平位置までくることが目標

注意
上を向いたときに腕にしびれ、痛みが走る人は、顔をまっすぐ前に向けた状態で行いましょう

4　息を吐く

あごを組んだ手につけたままで、あごを軽く突き上げるように口とのどを軽く開けながら頭を後ろに倒し、肘を体の前で寄せながら手のひらを合わせて、お腹の奥から大きく息を吐きます。

第三章

——なぜ、すっぴんでも美しいのか——

身体の中の水を動かすことで新陳代謝がよくなるから

身体の中はほとんどが水分

ヨガでポーズをとることは、身体の中の水を動かすことにつながります。水が動くことで新陳代謝がよくなり免疫力が高まり、病気やケガをしにくい身体になっているのです。

「身体の中の水を動かす」といってもピンとこない人のほうが多いかもしれませんね。たとえば温度を下げるために湯船のお湯を手でかき回すというのであれば、水が動いているのは一目瞭然ですが、身体の中にどんなふうに水があるのか、またそれをどうやって動かせばいいかはイメージしにくいと思います。

人の体組成の50～70％は水でできています。また、子供のころは水が身体の組織の80％を占めるといわれています。子供が汗をかきやすいのも、身体に多くの水分が必要なのも、子供の身体にはそれだけ多くの水が存在しているからなのです。

年齢とともにその水の量が減っていきます。成人は70％。老齢期に入ると50％にまで減少するといわれています。

歳をとると小さくなるとか、身長が縮むなどといいますが、これは事実です。脊椎（脊柱を構成する椎骨）の中にある椎間板という衝撃を吸収する組織の水が減っていくからです。この椎間板、組織の88％は水でできていて、それが年齢とともにどんどん減少していくというわけです。

脊柱の長さの25％（1メートルあれば25センチ）は椎間板の厚みですので、つまり椎間板の水が20％減ると、1メートルあった脊柱は5センチ縮むという計算になります。でも、身長が低くなるのは老化現象だから仕方がないとあきらめないでください。なるべく身体の中の水を減らさないようにする方法があるのです。

歳をとり身体の動きが悪くなることで水の動きが悪くなったり、水分が行きわたりにくくなったりするのを防ぐ方法があるのです。

身体の水を動かして、アンチエイジング

体内の水成分（リンパ液、血液、細胞内液など）は生体水と呼ばれます。この生体水

は、筋肉がポンプの役割をして全身に運ばれていきます。

脊柱に存在する椎間板の水分については前述しましたが、全身の関節の中にも水分が存在しますし、もちろん内臓にも、脳にも……、全身に水が存在しています。

これらの場所に十分な水を送り込むには、身体を動かすことがとても大切になってきます。関節の中の水を常に新鮮に保ち、十分供給するためには、身体を動かすこと、それしかないのです。

関節の若さを保つためにも、全身をゆっくりと動かしましょう。

リンパは免疫機能の重要な役割

リンパという言葉をよく耳にしますね。

リンパマッサージも流行っています。

でもなぜリンパなのでしょうか？

リンパ系は、リンパ管、リンパ節、リンパ液で構成されており、リンパ液も身体の中の大切な水のひとつです。

リンパには排泄機能と免疫機能という身体を健康に保つための大切な役割があります。排泄機能とは、身体の中にたまった老廃物や毒素を体外に除去する役割。免疫機能は体内で抗体を作り、疾病と闘う役割です。

ですからリンパが滞ると、余分な水分や老廃物が体内に蓄積し、むくみ、肥満、セルライト（皮下脂肪）、免疫機能の低下による疾病へとつながります。

リンパ管は身体の中にたまった老廃物を運ぶ静脈に平行して走っており、全身を通り心臓につながっています。

そのリンパ管の中継地点として、全身に６００〜８００か所あるといわれるリンパ節という器官があり、わきの下、あごの下、股関節の前側（鼠けい部）、膝の裏などに存在しています。

このリンパ節で微生物や老廃物をろ過し、病気と闘うための抗体を生み出して、免疫機能の重要な役割をしているのです。

リンパが流れれば足のむくみがとれる

このリンパ管、自分ひとりの力では細い管の中にあるリンパ液を流すことはできません。リンパ管自体の押し出す力と言うのは非常に弱く、それでなくてもゆっくりと流れているリンパ液は、なかなか動いてくれないのです。

ただ、リンパ液が通るこのリンパ管は70％ほどは皮膚組織を通っているので、皮膚への刺激はリンパ管を刺激することになります。

皮膚を刺激することでリンパ管も刺激しその中のリンパ液の循環をよくする、これがリンパマッサージというわけです。

そしてまた、マッサージで皮膚を刺激する以上に有効的なのが、筋肉を動かすこと。周りの筋肉が動くことで、リンパ管が大いに刺激され、リンパ液が流れ出していきます。

身体を動かさずにいると、筋肉が動かないためリンパの流れが滞り、むくみや冷えが起こるだけではなく、免疫力も低下してしまうのです。

よく一日立ち仕事や事務仕事をしている人が「夕方になると足がむくんで、靴が窮屈になる……」といいますが、これはリンパ液が重力によって下に下り、筋肉が上手に使われないため足元に停滞してしまっているからなのです。

「脚が太いのが悩み」という人の脚もとを見ると、ほとんどの場合がリンパ液が停滞している、リンパ液むくみの人が多いのです。

レッスンで下肢の筋肉を刺激すると、レッスンの終了後には脚は軽くなり、細くなり、筋肉を少し動かすだけで、リンパは正常に流れ始めます。

免疫力を高め、細菌やウイルス感染から身体を守るためには、リンパの活動を最善にするために身体を動かすことが大切です。

水を感じてみよう

皮膚の下にはたくさんの水が流れています。

私たちは身体が固体というイメージを抱きがちですが、実際には皮膚という膜をはがしてしまうと、私たちの身体は形を成しません。なぜなら水で満たされているからです。

人間は1つの胎芽（受精卵が着床したもの）がいく度も分裂を繰り返して成長をしてきました。複雑に見える人間の身体も最初は1つの細胞からできているのです。着床した胎芽はお腹の中で母親から栄養を受け取り、胎児となり水（羊水）の中にプヨプヨ浮いていたのです。

人間の生体水は海の成分に近いといわれています。人間は海から進化をしたともいわれています。

ごみなどで水の流れが止まった川をイメージしてみましょう。

枯れ落ちた葉っぱ、汚れた水、投げ捨てられたごみが水の流れをせき止め、きれいな水が流れるのを阻止しています。

身体もそうです。動かさないと、身体の中の水が動かない。

このせき止められた川のような状態が起こり得るのです。

誰かが手をかけ、ごみを取り、水の流れを戻すことにより、きれいな川を取り戻すことができるように、健康な身体をつくり維持するというのは、身体の中の水を常に新陳代謝させるということです。

ヨガの動作は全身を刺激します。動きを通して、ふだん自分では気がつかない筋肉が動き出すのです。

筋肉の力を借りて動く生体水。

ふだん使う筋肉ばかりではなく、少し忘れられている筋肉を動かすことが全身のバランスを整えることに必要なのです。

私が主宰する「Ａヨガ」では、立位のポーズに重点を置いていますが、その理由も、下肢への刺激を高めることがリンパの流れを向上し、また代謝のアップにもつながるということからです。

ポーズをとりましょうと言うと、力を入れて身体を硬くし、緊張させて筋肉を締め付けて動く人が多いのですが、締め付けた筋肉の中では、生体水はうまく流れません。

筋肉を締め付けることなく、優しく広げながら、伸ばしながら身体を動かすことが、水を動かし細胞を生き生きとさせることにつながるのです。

筋肉は鍛え上げるのではなく、正しい使い方を体得していくことが大切です。

ヨガを通して、透き通ったみずみずしい肌を手に入れる

「新陳代謝がいい」ってよく聞きますね。

身体の中での細胞の入れ替わりが頻繁に行われることをいいます。

毎日私たちの皮膚は新しく生まれ変わっています。体内の細胞の多くは21日周期で入れ替わるといわれています。

わずか3週間で細胞が入れ替わっているのです。もっと時間がかかる骨の組織は10年で入れ替わるといわれています。

でもそれも体内の水の流れがあるからこそ起こることです。

もし身体に必要な水分量がなければ、細胞のターンオーバーも上手に行われなくなるのです。

ヨガを始めて、お肌が以前よりも透き通った感じがする。ヨガを始めて、お肌の弾力が出てきた気がする。そんな言葉をよく聞きます。

なぜ、そのようなことが起こるのでしょうか。

適度に体温を上げて運動をすると汗をかきます。

身体の中に老廃物がたまっているとき、汗はべとべとした感じがします。反対に身体の中がきれいに浄化されてくると、汗はさらさらしてきます。

1時間のレッスンを行うと、最初はべとべとだった汗が、最後にはさらさらになる感覚がわかります。

身体の中にたまっている老廃物を身体の外へ排出することで、細胞に新しい水が取り込まれ、細胞の代謝をよくしてくれるのです。

多くの老廃物は皮膚の下に停滞するともいわれています。

マッサージなどで全身をさすってその老廃物を排出することも可能でしょうが、もっとも効率的なのは皮膚の下にある筋肉を動かすこと。もちろん身体の外からよい水を摂取することも大切になります。

そうやって身体に新鮮な水を送り込んでいくのです。

身体を温めながら、全身を動かし、正しい水分補給をすることで、3週間後には多くの細胞は新しくなっているのです。

身体の中の多くの部分は、昨日のあなたではありません。

「私は変わらない」と言う人もいますが、細胞レベルでは、毎日私たちは変わっているのです。

新しい細胞が生まれ、その細胞が新しいことを記憶するまで地道に継続することが、健康と美しさを手に入れる方法なのです。

まずは3週間、イメージして継続してみましょう。

冷え性が改善される

Aヨガのスタジオが京都にオープンして1年がたったころ、生徒の変化を把握し、新しいプログラムの構築に役立てようとデータをとりました。姫路店でも同じようにオープンから1年たった段階で、データを収集したのですが、心と身体の両側面で様々な変化が起こっていることがわかりました。

ヨガを行うと体内の水を動かすことによりリンパの流れがよくなり、免疫力が上がり身体の老廃物が排出されやすくなります。また正しい呼吸を行うことにより体内の温度が上がり細胞も活性されます。代謝の向上は体重の減少だけでなく、肌の状態にも表れます。

ヨガを始めてからの変化として、いちばんよく聞くのが手足の冷えが改善したという話。実際のデータでも74％の方が手足の冷えが改善したと回答していました。代謝が落ちているとむくみやすくなりますが、63％の人がAヨガを始めてむくみが改善されたと返答がありました。また65％の方が便秘が改善したと返答してくれました。

口から肛門までは1本の長い筒のようにつながっています。呼吸を行い口腔内を刺激することは、腸を刺激することになります。

また呼吸をすることで横隔膜が上手に動くようになると、内臓がマッサージされ内臓機能の向上にもつながります。

身体の中のひとつの症状が改善され始めると、そこにつながるすべてが少しずつよい方向に向かっていくのです。

ホルモンバランスの崩れから、顔（とくにフェイスライン）が真っ赤になるくらい吹き出物ができている生徒さん、何とかヨガで身体を整えて妊娠できる身体になりたいと、1週間に1度のペースでレッスンを続けたところ、どんどん動けるようになって、真っ赤だった肌もずいぶん薄くなってきました。同時にご自身でも確実に何かが変化していると感じたそうです。

身体の動きにも余裕が見えてきて、とても明るい表情になり、顔のラインの赤みもほぼ治まり、きれいな肌に生まれ変わっていきました。

そしてヨガを始めて1年後に妊娠したとうれしい知らせが届きました。

この方の場合、身体の冷えが代謝を低下させ、肌のターンオーバーを鈍化させていたのが肌荒れの原因のひとつでしたが、呼吸を利用し全身を動かすことで代謝が向上してお肌も、そして身体も健康を手に入れたのです。

よい水、悪い水

お店では多くの水がペットボトルに入って売られています。安いものから、高いものまで。国産から外国産まで。どれを選べばいいのかと、考えたことありませんか？

体内の細胞は弱アルカリ性に保たれています。身体は酸性傾向に傾くと、疾病の要因になると考えられています。

食が身体をつくるのです。

口から入れるものは、すべて私たちの細胞が受け止めています。

身体に入れるものにもう少し敏感にならなくてはいけないのではと思い、私も色々な水を試してみました。

ペットボトルで売られている水には、水道水を浄化しただけのものもあります。もちろん源泉からとった水をペットボトルに入れて売っているものもあります。源泉の水をさらに静電誘導したり、水の分子を小さくして売っている水もあります。

私が水を選ぶときは、いくつかの点に注意をします。

どこで摂取された水なのか。加工方法は。アルカリ度は。ミネラルの配分量は。これらが明確でないものは、基本的に私は買わないことにしています。

体内で水を吸収するうえで大切なポイントがいくつかあります。体内の粘膜はある程度の小さな分子でないと吸収しづらくなっています。

水の分子が大きいものは、大量に飲むと吸収率が悪く、お腹がちゃぽちゃぽしたり、水が残っている気がします。これは吸収力の悪い水です。

分子が小さく、吸収率が高い水は、大量に飲んでもお腹がちゃぽちゃぽすることはありません。す～っと身体の中に吸収されていきます。

ミネラルはもっとも大切なポイントとなります。

神経細胞や筋細胞は電気の信号によって情報が伝達されます。そしてそれらの細胞をとりまく生体水は様々なミネラル成分を含んでいます。なかでもマグネシウム、カルシウム、ナトリウム、カリウムといったものが、細胞の働きを円滑にするためには大切な成分となります。飲料水に先にあげたミネラルの成分が低い場合、水を飲めば飲むほど体内のミネラルイオンの割合はバランスを崩し、筋肉疲労、張り、だるさなどを引き起こします。

細胞を取り巻く生体水がミネラル成分の割合を保つためにも、よい水を選ぶことが大切になります。

様々なお水を試した後、Ａｔｔａｉｎ ヨガスタジオでは水分子を細かくするために静電誘導されたミネラルがバランスよく入った「Ａ－Ｙｏｇａ Ｗａｔｅｒ」を提供しています（１９７ページ参照）。水分浸透率が高まることにより、発汗の促進、デトックス効果があり、同時に筋細胞の信号の伝達をサポートして疲れにくい身体を体感できるという声をよく聞きます。

身体の70％は水。

身体にとっていい水を飲むことは、細胞の健康を保つために大切なことなのです。

身体が硬いと老化が早まる

身体の中の水は筋肉のポンプによって全身に送り込まれています。

筋肉が柔軟で、関節の可動域が大きいと、それだけポンプが効率よくお水を全身に送ってくれるのです。

また柔軟な身体は柔軟な血管を持っています。血管の柔軟性は、細胞代謝にとってとても大切な役割をしています。

身体が硬い人にはいくつかの特徴があります。
1　力を抜くことができない
2　自分は身体が硬いと思い込んでいる
3　常に頑張る精神を持っている
4　自分の身体はしょうがないと思っている
身体が硬いことを嘆きあきらめている人に、私はいつも言います。

「あなたも赤ちゃんのときは、足の親指を口に持っていっていましたよね？」

「赤ちゃんのときは、大きく身体を反らせていましたね」と。

そうなのです、最初から身体が硬い人はいないのです。少しずつ少しずつ身体の柔らかさを取り戻していきましょう。

人間の身体は水の循環によって、細胞の効率的な代謝が行われています。水が流れなくなると、体内に老廃物がたまり、身体は新陳代謝が低下し、どんどん老いていきます。

柔らかいだけでなく、どうイメージして動かすかが大事

では、身体が柔らかくならなければ絶対にいけないのかというと、そういうわけではありません。

もっと大切なのは、身体をどうイメージして動かすかということです。

その人の今の身体は、長い年月をかけてつくられてきました。

その人が生きていくうえで、生活がしやすい、自分を守りやすい身体に変化をして今があるのです。

ですから、それをすぐに大きく変える必要はありません。その人にとっては必要な身体の癖なのですから。

長年の習慣がつくり上げた身体は、すぐに柔らかい身体になるわけではありません。どうにか柔軟性を高めようと、無理やり伸ばして、引っ張って、とストレッチをする人がいますが、それは筋組織に損傷や炎症を招くだけで身体にとってはマイナスです。

大切なのは身体の動きをどうイメージするかです。

まずは力を抜くことを覚えましょう。

余分な力を抜くようにイメージして動くだけで、立位体前屈をして床に手をつけなかった人の半分は床に手がつきます。

次に、自分の身体の中の水を感じてみましょう。

呼吸をしながら、身体の中を流れる水を感じて、その水を動かすように身体を誘導していくのです。

少しずつ、少しずつ。

身体の中の水が動き出し、身体も柔軟性を取り戻すはずです。

プロセスを大事にして、先を急ぎ過ぎない

力が抜けない原因のひとつとして「ここまでやる」とゴールを目指して動くことがあります。もちろん、ゴール（目標）をイメージすることは大切ですが、そのゴールにこだわり過ぎないことも同様に大切です。

ゴールを決めるとどうしても最終地点だけに意識がいってしまいがちで、自分の身体の状態を無視して、眼にも身体にも力が入ってしまいます。

身体を動かすうえで大切なのはプロセス。

動かす過程で今の自分の身体はどう感じているのか、何がどうつながっていて、何が変化をしているのか。そういう意識を持って過程を楽しむことにより、身体はゴールを目指したとき以上の変化を見せます。

どれだけ動くかではなく、どのように動くかというプロセスを大切にしましょう。

自分の身体に語りかけて細胞を活性化させよう

あなたは自分の身体に正面から向き合う時間がありますか。

人間の身体の老化の原因は、血行の鈍化が大きな原因となっています。

血行の鈍化の原因は、筋肉の硬直にあります。

アメリカから日本に帰るとクイックマッサージ、リラクゼーションマッサージと書かれたお店の多さにびっくりします。

「日本人はそんなに疲れているのかしら」と。

ときには人の手を借りて、身体の状態を整えることも必要でしょう。

でもヨガのポーズを覚えて日々自分でもできる小さなことを始めるだけで、マッサージにかけるお金も減り、少し調子がよくないなぁと思ったときに、自分自身で調整ができるようになります。

大切なのは自分の身体に目を向けることです。

身体には多くのサインが表れます。

顔や身体に現れる吹き出物。それは消化器系の不調やストレスの増加を教えてくれます。

皮膚の乾燥。体内の細胞の水分減少と同時に、体内の水分の停滞も表しています。

筋肉の張り。ストレスからくることもありますし、体内のミネラル分の減少が原因であることもあります。

文字が見えにくくなる。脳の疲れがたまっているときに起こることがよくあります。

身体に表われるサインはすべて原因があるのです。

身体に起こっている小さな変化を見過ごすことなく生活をすることが、身体を健康に保つ最善策です。

代謝のアップには柔らかい筋肉を

私も身体がすっきりしないなぁと思うと、身体の様々な筋肉が硬くなるのを感じます。

身体が硬くなるから体調がすっきりしないのか、体調がすっきりしないから身体が硬くなるのか、どちらが先かはわかりませんが、確実に筋肉の硬直を感じます。

私は年に1回、39度を超える発熱をする傾向があります。熱が出る予兆は2、3日前から出てきます。身体が今まで感じたことがないくらい硬くなる。それが、私が熱を出すサインです。

ふだんふつうにできる背骨を丸めることができなくなり、前屈が窮屈になり、身体をねじることも苦しくて、どうあがいても身体が緩んでくれません。

その2、3日後に熱が出て、筋肉が緩み始めます。熱を出すことで、身体の中にたまっているウイルスを破壊するといわれています。熱を無理やり下げようとせずに、出し切ってしまったほうがいいのです。身体が自然に行っている心身調整法です。

1年に1度、この発熱調整が起こると、疾病と筋肉の硬直の関係を実感します。身体の筋肉の緊張は身体のどこかの不調を訴えているのです。

自分自身であなたの身体の緊張場所を探してみましょう。

筋肉に手を当てて身体を緩める

筋肉の硬直が老化や疾病を生む、と書きました。

ではどうすれば自分でそれを予防することができるのでしょうか？

いちばん簡単な方法は、筋肉に手を当てて、自分の身体を感じて呼吸をすることです。

では、わかりやすい場所で少し一緒にやってみましょう。

前腕や肘の少し下の筋肉は日常の生活の中で手を使うと疲労がたまる場所です。書き物、コンピューターでのキーボード操作、料理など、知らず知らずのうちに力が入っている場所でもあります。その筋肉の硬直が慢性化すると肘、肩、そして指先への痺れなどの原因になります。

片方の手のひらを下に向けて、前腕の肘の側の小さな筋肉の盛り上がりの部分に手のひらを当ててみましょう。

ぎゅっと握るのではなく、前腕をもう一方の手のひらと指で挟むようにしてみましょう。

軽く握った状態で、呼吸をしてみましょう。

息を吸うとその筋肉が少し膨らんだ感覚があり、吐くとふわりと緩む感じをイメージしながら呼吸を継続します。身体の力が抜ける感覚が見えてくると、自然と筋肉の硬直はほぐれてきます。

この方法は身体のほかの部位すべてに応用することができます。

ただし、背中はなかなか自分では難しいので、パートナーと一緒にやってみてください。

背中の緊張をほどくには、楽な姿勢でうつ伏せになります。

手当てをする人は、パートナーの背中に筋肉の反発を感じるくらいの強さで手を当てます。そこで自分もできるだけ身体をリラックスさせてパートナーの呼吸を感じながら、自分の手のひらを感じてみましょう。

その部分が緩んでくると、パートナーの呼吸も深くなってきます。

少しずつ手の平の位置をずらしながら、身体を緩めてあげましょう。血行がよくなり、身体が温まり、細胞の活性が高まります。

水も感じている

水の結晶の写真を見たことがありますか?

水にα波を引き出す音楽を聞かせると、水の結晶が規則正しく美しくなるといわれています。

逆に銃声や爆音など、気持ちを逆撫でするような音を流すと、水の結晶は一瞬にして規則性を失い、乱れるといわれています。

私たちの体の50~70%は水でできていると言いました。

水がよい環境であることが、身体にとっても大切なこと。

身体にプラスの言葉を語りかけると、身体はそれに応えてくれるといいます。細胞に問いかけること。プラスの言葉で、細胞もプラスの方向に向かせましょう。

レッスン

新陳代謝をよくして免疫力を高めるポーズ

1

足の裏を刺激することから始めます。両脚を伸ばして座り、右足を左の膝の上にのせ、足裏を両手で足の指と指の間を開くようにマッサージをします。

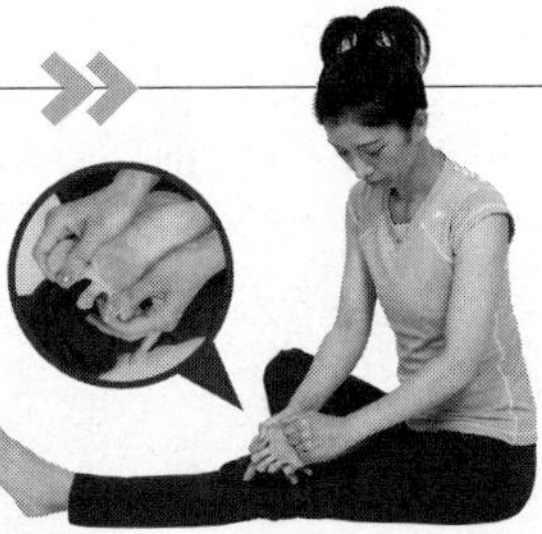

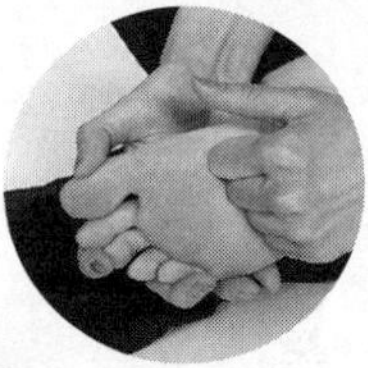

2

拳骨をつくり、こぶしの先で足裏をかかとから指のつけ根に向けて、力を入れてこするように押していきます。10回ほど繰り返したら、右足と左足を入れ替えて同じ動作を行います。

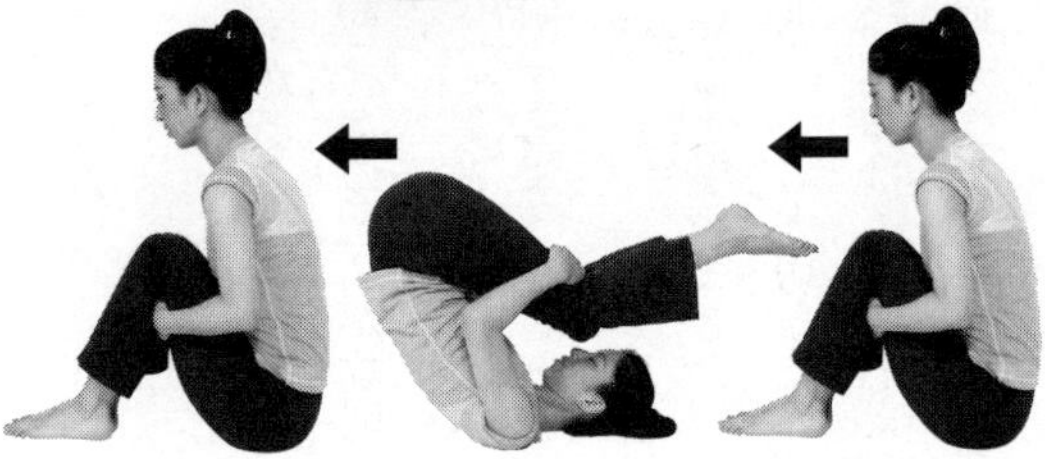

3

両腕で膝を抱えるようにして座り、達磨が転んで起き上がってくるようなイメージでそのまま後ろに倒れ、その勢いのまま起き上がってくる動作、ごろんごろんとした動作を3〜4回繰り返します。

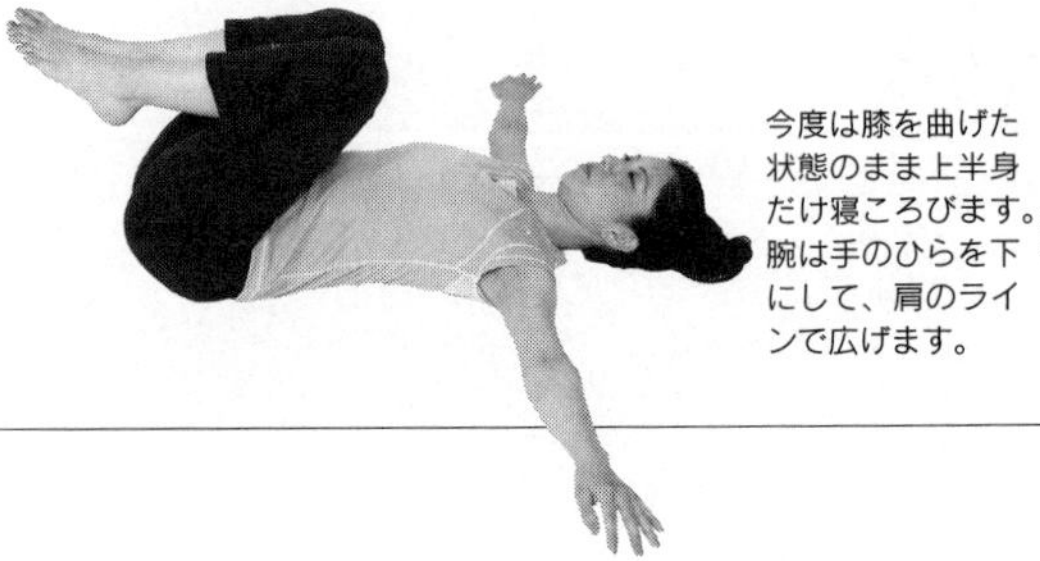

4

今度は膝を曲げた状態のまま上半身だけ寝ころびます。腕は手のひらを下にして、肩のラインで広げます。

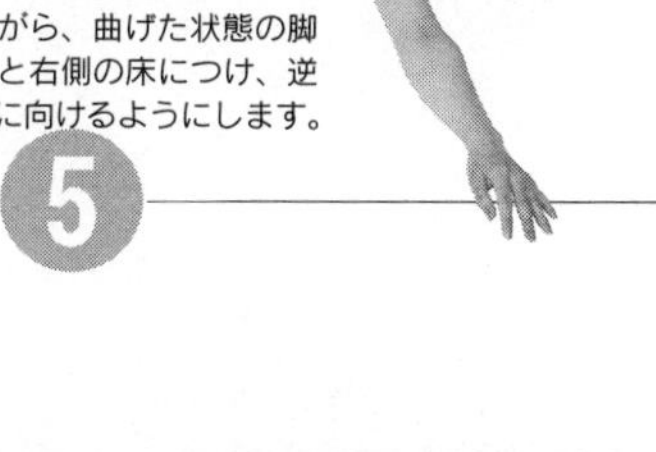

5

息を吐きながら、曲げた状態の脚をゆっくりと右側の床につけ、逆に顔は左側に向けるようにします。

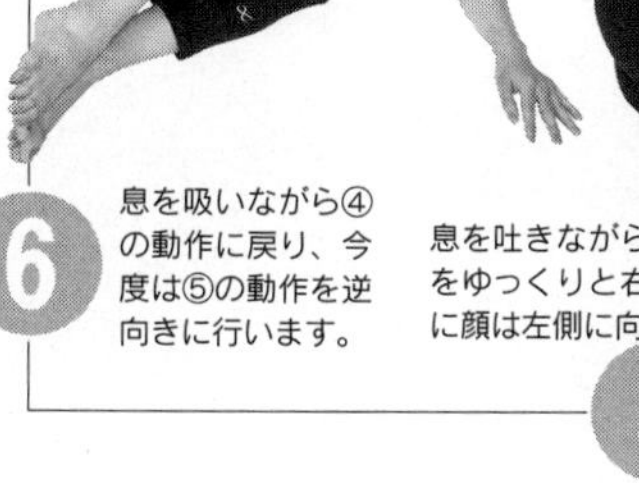

6

息を吸いながら④の動作に戻り、今度は⑤の動作を逆向きに行います。

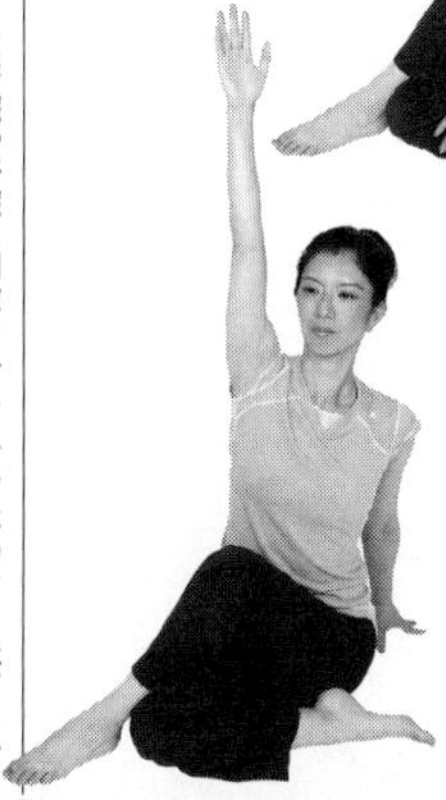

7

左脚を前に組んで座り、息を吸いながら右腕を上に上げていきます。

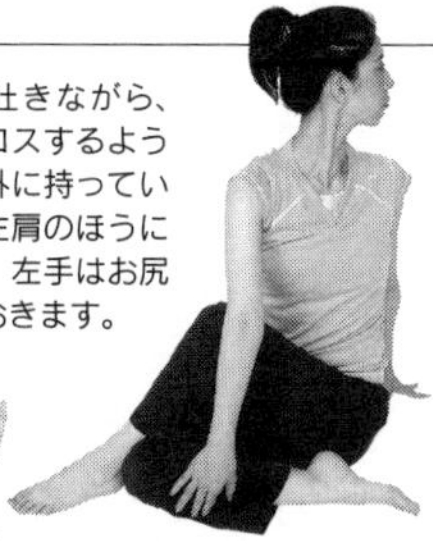

8

次は息を吐きながら、右腕をクロスするように左足の外に持っていき、顔は左肩のほうに向けます。左手はお尻の後ろにおきます。

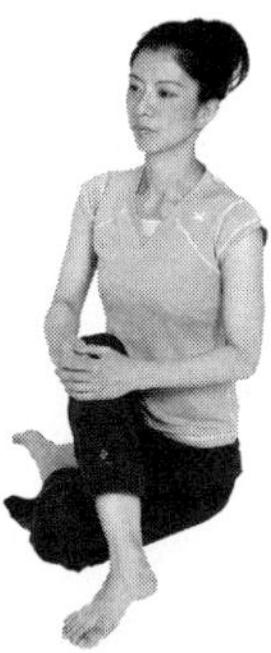

9

脚を組み直して、③の逆のひねりのポーズを行ないます。なお、座ったときは、お尻を床にしっかりつけておきましょう。

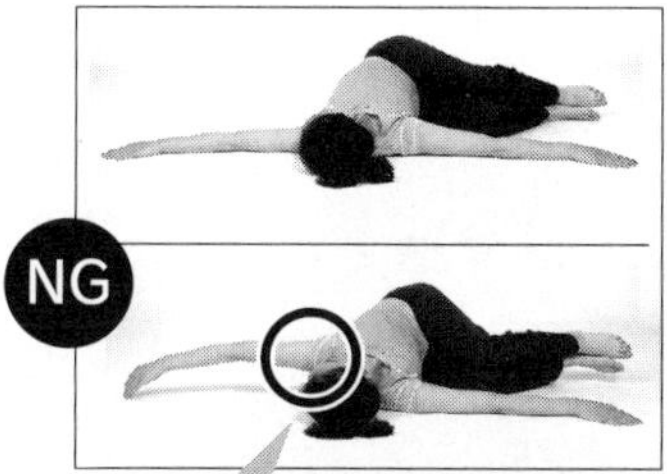

このとき肩が床についているのが正しい状態。下のように肩が上がらないようにしましょう。また、できる人は少しずつ床で膝を伸ばしてみましょう。

★内臓とくに腎臓や肝臓に刺激を与えます。体のむくみがとれ、肌のツヤがよくなり、また二日酔いなど体調不良の軽減にも。

第四章

心と脳を鍛え、常に前向きになれるから

——なぜ、すっぴんでも美しいのか——

第一章ではおもに姿勢や身体のバランスについて、第二章では呼吸、第三章では免疫力、新陳代謝について説明をしてきました。それぞれは独立したものではなく、互いに連鎖しています。

そして、すでにそれぞれの章でいく度も触れましたが、ヨガを通して身体を正しく動かすことで、感覚力を高め、感情を整え、心や脳を鍛えることができるのです。

少しぐらいのことなら慌てずゆったりと構えていられるようになり、他人に対しても、穏やかで余裕のある態度がとれるようになり、それが人から見れば優しさや優雅さにもつながっていくのです。

さらにいくつかの具体例を挙げていきましょう。

感情をコントロールして
コミュニケーション力をアップ

才能はあるのに本番に弱い女子バスケットボール選手がいました。

試合中、少しでも自分が思うようにいかなかったり、チームメイトがミスを犯したりすると、すぐにイライラして爆発してしまい、力を十分発揮できないままにベンチに下げられてしまうのです。チームでもどこか浮いた存在になっていました。

このままではいけない、なんとか自分を変えたいという想いが彼女自身にあったので、話し合いの場をもうけ、呼吸法をレッスンしました。呼吸が変わると感情が変わることを理解してもらいました。

横隔膜を意識して、体幹全体を意識して呼吸をすれば、集中力が高まり、感情も乱れなくなる……。

その効果はてきめんで、感情をコントロールすることができるようになり、試合中、自分を見失うことがなくなりました。

と同時にチームメイトとのコミュニケーションもうまく取れるようになり、チームがひとつにまとまるようになったのです。

眠りが充実することで、心も安定する

2年半ほど劇団四季の専属トレーナーを務めたことがあります。

俳優たちはステージを前にして常に大きなプレッシャーと闘っています。観客、評論家、演出家、そして隙あらばとって代わろうとしている同輩、後輩たちの目。そういった精神的なものに加え、フィジカル面でも激しい動きが当たり前、それも一日や二日ではなく、何か月も続くロングラン……ベストな体調を維持していくのは並大抵のものではありません。

アスレティック・トレーナーとして、彼らが本番前にいかに集中できるか、心身の安定したいい状態を維持できるか、あるいはケガをしない身体作りやケガを早く回復させるリハビリなどのアドバイスを授けていたのですが、同時に、公演後の緊張した身体をどうクールダウンさせるかも大切な課題でした。

昼夜逆転の生活、しかも強烈な照明や音響、あるいは観客の拍手やアンコール、声援に、身体も心もハイテンションな状態になっています。この緊張状態を無理なく弛緩さ

せていき、感情を整えオンからオフへとスイッチを切り替えるのにヨガのポーズが役に立ちました。

あまりよく眠れない、眠りが浅いと悩む方がいらっしゃいます。「少し身体を動かしてみますか」と言って、お試しでヨガのレッスンを授けることがあります。

大抵の場合、身体は硬く、お世辞にもきれいな動きではないのですが、それでも無理な負担をかけないようにしながら、1時間ほど運動を続けられると、代謝がよくなったのでしょう。厚手のバスタオルがびっしょりになるほど汗をかかれ「ずいぶん、すっきりした」と言って帰っていかれます。

そして次回お会いすると「あんなにぐっすり眠れたのは本当に久しぶりでした」と報告を受けることになるのです。

睡眠は生活リズムの基本です。

睡眠時間の多い少ないは人それぞれですが、質のよい睡眠がとれているかそうでないかは、身体にも心にも影響を与えます。眠れないときアルコールに頼るという人もいますが、これはかえって逆効果です。

ヨガなどで身体を正しく動かすことは、何にも頼らない睡眠導入につながります。眠りが足りた朝は心も晴れやか。清々しくなれます。

ダイエットの本当の成功は、心を鍛えること

ダイエットしてもすぐにリバウンドしてしまうのが悩み、という30代の独身女性がいました。

やせたい、きれいになりたいという希望を持っていて、彼女が試してみたダイエット法は一桁ではおさまりません。

やせる必要はないように思えるのになぜ?

なぜダイエットしたいのか。身体が本当にやせることを欲しているのか(ダイエットする必要が本当にあるのか)を整理しないまま、ダイエットに取り組んでも効果は上がりません。逆効果になることもあります。

あれこれ流行のものを試してみても、それがなぜなのか、自分の中で消化できていな

いと、一過性のもので終わってしまいます。

心と身体の両方を鍛えて行かないと、結局ダイエットは成功しないのです。

ヨガは本来ダイエットを目的にするものではありませんが、ダイエット希望でレッスンにみえた先ほどの女性も、ヨガのレッスンを続けるうちに、自分の内面と向き合い、心を整えることで自分に自信が持てるようになり、その結果、代謝もよくなりました。

体重を減らすというよりも心身のバランスがよくなることで、よりスタイルがよくなり、肌ツヤもよくなったのです。

ウエイトトレーニングでは「感覚」は鍛えられない

夫がシアトル・マリナーズのトレーナーを務めているご縁で、イチロー選手ともお付き合いをさせていただいています。２００本安打を9年連続で達成するなど、彼が超一流選手であることは間違いありませんが、その凄さの秘密は「感覚力」がずば抜けて優れていることです。

イチロー選手がメジャーに初挑戦するとき、メジャーのパワーに負けないように、渡米前のオフシーズンにウエイトトレーニングをして体重を4キロ増やしたそうです。

周囲からは身体が少し大きくなり調子がよさそうに見えたのですが、イチロー選手自身は常に違和感を持っていたそうです。わずか4キロの筋肉増が、彼にとって大切な動作に変化を与え続け、感覚的な違和感を1年間払拭できなかった……。それ以来、イチロー選手はウエイトトレーニングを最小限にして、感覚を大切にしながら彼独特のトレーニングを継続、活躍し続けています。

ウエイトトレーニングには落とし穴があります。

筋肉が肥大することで関節の可動域が減り、それまで正確に行われていた動作のメカニズムが変化します。筋肉の成長スピードは部位によって差があります。バランスよく鍛えていくのは難しいのです。

あるスター選手がケガに悩まされ良い成績をあげられなくなった、期待に応えられなかったということがありました。年齢による衰えという見方もありますが、じつは筋力アップに重点を置きすぎたトレーニングで、かえって身体のバランスを崩しケガをしやすい体質になってしまったとも考えられるのです。

フィジカルとメンタル、どちらも大切だといいますが、これは別々にトレーニングするものではなく、ふたつが同時にバランスよく進められることで効果が得られるのです。

感覚が鈍れば、痛みやケガ、自分の「負」にも鈍感になる

感覚力とは「身体が感じたことをそのまま正しく自然に脳に伝えられる力、そして脳から身体へと正しく指令を伝達できる力」のことです。

感覚とは「身体が直接受け取る感じ。感覚器官に触れた刺激が脳の中枢に達して生じる意識、経験」です。ここでいう感覚器官とは、いわゆる耳、目、鼻、舌、皮膚などのことであり、さらに物ごとを感じとる精神の働きのことでもあります。

この精神の働きのバランスがうまくとれない人がいます。

感じたものを自然に脳に届けることができるのが本来の感覚であるのに、自分を抑制

し我慢することで、その感覚をブロックしている人が多いのです。

「痛さに慣れっこになっている」という表現がありますが、たとえば、痛みがたいしたことはないとその痛みを無視して、そのうち本当の痛さの度合いがわからなくなっている人、逆にさほど痛みが強くないのに心の不安から痛みが増大する人。

あるいは自分の身体はこの程度しか動かないと自ら決めつけている人、自分自身の可能性に枠をはめてしまっている人が多いのです。

ぜんそく患者がぜんそくの薬を忘れたことに気づいた瞬間、それまで出ていなかった発作が始まるということがあります。それだけ心と身体はつながっているのですね。

皮膚が感じることはその下にある筋肉、血液、神経も感じることになり、逆にいえば、脳が感じることは神経、循環器官、筋肉、皮膚も感じているのです。

ヨガのポーズで身体を動かしバランスを整えることで、自分自身の身体の状態を測るセンサーでもある感覚器官を鍛え、「感覚力」も高めていくことができるのです。

近ごろは「鈍感力」という言葉を肯定的に使うことが多いようです。

細かいことにとらわれず、くよくよしない。他人の目を必要以上に気にしないという意味では、鈍感力も大切ですが、その鈍感力も、感覚を磨くということと対になって初めて意味をなすものです。感覚力があってこその鈍感力といえるでしょう。「神は細部に宿る」とも言います。一流といわれる人ほど、ちょっとした小さな違いを感じ、それを常に修正することができるのです。

　ヨガを毎日少しずつでも続けていると、いつもできるポーズがとりにくい、体が重いという日が出てきます。それは、今日は少し疲れ気味だとか、ストレスを強く感じているという信号に気づくということです。

ケガや病気は患者自身の「心」で治す

　ヨガは自分と向き合うためのひとつの方法です。

　自分を知ることは、自分の今の制限を受け入れること。

　自分を知ることは、自分の弱さを受け入れること。自分を知ることは、人との違いを認めること。自分を知ることは、自分はこの世にはひとりしかいない、オンリーワンであると思うこと……。

体調不良や疾病は、お医者さんに治してもらうのものではなく、自分が治すものなのです。

様々な治療を施す人は、その人の力や技術で治しているのではなく、それらの方法で本人が治そうとする力を引き出しているのです。

リハビリにしてもケガや手術後の回復期においてもそう。

トレーナーである私がどんなに頑張ってもなかなか回復に向かわないことがあります。それは私が本人自身の治す力を引き出せていないからと、自問し反省するのです。

本人が自分探しを受け入れることで、初めて治癒が始まるのです。

ヨガでセロトニンを分泌させ、うつ病、パニック障害を予防する

アドレナリンやドーパミンはある程度おなじみですが、これらと同じ脳内神経伝達物

質にセロトニンがあります。

1　セロトニンにはおもに5つの働きがあり、
2　抗動筋と起力筋を活性、姿勢筋へ作用
3　交感神経への働きを増加、自律神経への作用
　痛みを減少
4　α波と関係し頭を覚醒、大脳へ作用する
5　ドーパミンとノルアドレナリンをコントロールし心の安定を生み、メンタルへの影響を与える

セロトニンの減少は、うつ病、パニック障害、過食症、拒食症を引き起こすといわれます。セロトニンは起きているときだけに作用し、朝日を浴びたり、リズムのある規則正しい生活を送ったりすることによって、また正しい呼吸、全身運動によって正常に作用するのです。

ヨガの動作はこのセロトニンの分泌を増加させ安定させることにつながり、いわゆる心の病の予防になるのです。

心がどこにあるか正しく言えますか

さて、心ってどこにあるのでしょう。

心が痛む、心が安らぐ、心が落ちつく、心が引き裂かれる……。

小さな子供に「心はどこにあるの」と問いかけると、おそらく多くの子供が胸の辺りを指して「ここ」って言うのではないでしょうか？

胸がきゅーんとする。胸が痛む　胸躍るなんて言い方もありますね。胸と心はどこかで同じものとして私たちは感じているのかもしれません。

では、心に触ることはできますか？

「心のあり方を変えないとダメ」「心を入れ替えなさい」

って、言われたことないですか。

「それってどうやって？」

そんなことを簡単に口にする人にムッとしたことないですか？「そんなの簡単に変えられるわけないでしょ」と。

心と脳の関係

では、心は本当に胸の中にあるのでしょうか。きっとそこにも存在すると思います。本当に胸が痛くなったり、しくしくしたり、どきどきしたりしますしね。だから心は胸にあると思います。

でももうひとつ、心と密接している大切な場所、それが脳だと思います。

脳は思考の中枢、運動の中枢、感覚の中枢です。私たちが生きていくうえですべてのことをまとめている大切な器官です。

脳が活発に働けば、アイディアも生まれ、生き生きします。脳が鈍化すると気持ちも沈みます。脳が機能を止め、心臓がコツン、ドクンとリズムを刻むのをやめたとき、人はこの世から違うところに向かいます。

心と脳。

どちらも私たちが生きていくうえで、私たちの考え方、私たちのあり方を示すうえで大切な場所なのです

身体が変われば心も変わる

心と脳に触って動きが悪くなっているところをマッサージすることが可能なら、きっと活発に動き出すと思います。アスリートが筋肉疲労を起こしたときに、筋肉をほぐしてもらうと元気になるように、心や脳もマッサージをしてもらえれば元気を取り戻すかもしれません。

実際、そんなふうだったらどんなにいいでしょう。でも現実は難しいですよね。どちらも大事な、大切なもの。

だから骨や多くの組織に守られ、秘密の場所に隠されています。ではどうやったら触れるのだろうって思いませんか。それは身体を動かすこと。体を触ることで心と出合うことができるのです。

内面が外に表れると言いますよね。その人の心の持ち方、心のあり方がその人の容姿、行動に表れる、と。

自信がある人は姿勢よく胸を張っています。

誰かに怒られたとき、自分がいけなかったと心から反省しているとき、目線が下に落ちて、肩が丸まります。誰かと怒鳴り合いをするとき、どちらかの肩が斜めにせり出していませんか。

その人を受け入れたくないとき、考えているとき、半信半疑のとき私たちは腕を組んで胸を閉じます。

それを愛おしいと思ったときに、私たちは胸を大きく開き、相手を招き入れます。うれしいとき足どりが軽くなります。

ね、心のあり方が外に見えていますね。

ヨガを教えていると、身体が変われば心も変わると実感します。

60分のヨガのレッスンで顔ががらりと変わる人がいます。60分のレッスンで声の張りが変わる人がいます。

ヨガを通してもともと自分が持っていたけれど、気づいていなかった自分と出会うのです。身体を動かすこと、自分の身体と向き合うことで、潜在力を引き出すことができるのです。

「あの人ひと皮むけたね」という言い方をしますね。「あの人、身が軽くなったね？」なんて。

ヨガを長年やっていると、自分本来の姿の上にあった何層もの皮が1枚1枚落ちていく感覚を味わうことができます。

私自身アメリカで仕事をするうえで、言葉のハンディ、人種の違いという意味での劣等感を味わっていた時期がありました。

どんなに頑張っても認めてもらえない、理解してもらえないと感じていた時期。コミュニケーションが思ったように取れない悔しさ。理解してもらえないという思い。

そんな生活の中で、強くなければいけない、自分を主張しなくてはいけない、負けないように仕事をしなければいけない、と必死にもがいていた自分。でもそれは必要以上にエネルギーを消耗し、自分がどんどん苦しくなっていく。パンク寸前を何度も繰り返した時期がありました。

私が私がと思っていた重いよろいが少し軽くなったのはヨガと出合ったときでした。時間に追われ、自分自身を振り返る時間がなくなっていた。人のことばかりを気にして、アスレティック・トレーナーという仕事柄、人の心配ばかりして、夜中の電話、明け方の電話、いつヘルプの声が聞こえてくるかもしれない毎日に、多くの整理できないものを抱えていたのですが、ヨガはそんな私に自分と向き合う機会を与えてくれたのです。

自分を大きく見せたいという強がりのよろい。負けたくないという負けん気のよろい。失敗したくないという守りのよろい。傷つきたくないという防御のよろい……。

生活を続けるうちに、知らず知らずのうちに、自分の心身に皮（よろい）をかぶせてきたものを取り除くことができるのです。

ひと呼吸ごとに、ほんの少しずつ自由になっていく気がしていきます。

ヨガ＝心の止滅

ヨガとは心と身体が調和すること、と書きました。

ヨガの最終的な目標は心の止滅であるといわれます。大きくとらえるなら、今、この瞬間にいることです。私たちは過去を振り返り、まだ見えない将来を悩み、常に今以外のことを考えています。過去を振り返る自分は、先に進むエネルギーを低下させ、まだ見えない将来のことに頭を悩ます時間は、私たちの身体を不安にさせます。

今、この時間を最大限に生きることが、未来に続くたったひとつの方法。

ヨガは人間が人間らしく最大限に命を全うするために必要な心のあり方を私たちに教えてくれているのです。

人間は雑念の生き物

今だけを考えるのは簡単なことではありません。

私もいろいろなことを同時に考えるタイプの人間なので、昨日言ってしまった言葉、しまったと思った態度のことが、いつまでも頭から離れなかったり、今日はアイロンがけしないといけない、でもあの本も読んでおいたほうがいいし……などといろいろなことを考えています。

結局何も進まないで時間だけが過ぎていくことが多いのも事実です。あとで振り返りどれだけ自分がその物ごとに意識を置いて集中していたかを思うと、なんとなく惰性で終わっていたということも、しばしばあります。

京都のお寺でAヨガの合宿をさせていただいたとき、住職の方に座禅の指導をしていただきました。

「座禅とは瞑想を通して心を無にすること。でも心を無にするなんて、人間には無理なんです」

おそらく素人の私たちがあまり緊張しないようにとの配慮からのひと言であったとは思いますが、ご住職は続けてこうもおっしゃいました。

「無になろう、無にならないといけないと思えば思うほど、無からはほど遠い自分がいるはずです。あまり深く考えずに自分の呼吸だけを数えてみましょう。呼吸を聞くこと、それが唯一の無になれる方法です」と。

「人間は雑念の生き物ですから」と。

思考が様々な方向にあると、私たちのエネルギーは放出されっぱなしで、身体はどんどんエネルギーを失い、自分が行く方向が見えなくなってきます。

忙しく頭を働かせる時間も必要でしょう。でも1日にほんの数分、今、この瞬間を感じる時間を作りましょう。呼吸だけに耳を傾けて。

相手のエネルギーとどう向き合うか

人とのコミュニケーションにおいて、自分が今この瞬間にいることが大切だと思うことが多々あります。

想像してみてください。

あなたは恋人と一緒にいます。

彼はテレビを見ています。

あなたは自分が考えていることを伝えたいなと思っています。

テレビを見ている彼に、話を始めます。

彼は話を聞いているように見えても、意識の半分以上はテレビの音声に向かっています。

あなたはどんな気持ちがしますか?

次のシーンです。

あなたは友達に昨日観た映画のことについて聞かれました。

気持ちの中で「ちょっと面倒くさいな」って思いながらも、映画の内容を話し始めました。話をしながらも、頭の片隅では「今日の帰りコンビニに寄って」なんて考えています。

人は相手のエネルギーを感じて生きています。

自分のエネルギーが他に向いていると、相手もそれを感じます。

最初のケースのあなたは「彼は自分の思っていることを受け取ってくれていない」と思うでしょうし、ふたつ目のケースでは相手が「この人、なんだか上の空で話をしている気がする」って思っているでしょう。

ずっとひとつのことに集中することは難しいものです。

でも、今ここにいるということを意識することはできます。人とのコミュニケーションを円滑に、社会での和を円滑にするためにも、今を意識してみましょう。そこにあなたがいるはずです。

比較のない世界

競争社会、学歴社会と言われます。

生まれたときから競争社会に巻き込まれています。まだ言葉もしゃべれないうちから「あの家の子供は音楽教室に通っているみたいよ。うちの子も何か習いごとをさせたほうがいいのかしら」と言われ、少し物心つくころには「××さんの娘さんはもう計算ができるらしいわよ」などと親たちの会話を耳にします。自分がそれを意識しなくても、周りが比較という環境をつくってきました。常に「誰かさん」と、比較されるような環境に生きてきました。

なぜ勉強をするのか。

ほかの誰かよりもよい大学に行き、よい職業に就くためなのか。それとも自分の将来の可能性を広げるために、見聞を広げるために勉強をするのか。

このふたつには大きな違いがありますね。

誰よりもよい大学にと思って生活をしている人は、世の中の誰かと自分を比較しています。

自分の将来の可能性のために、と思って生活をしている人は、今日の自分と明日の自分を比較しています。

人と比較をし続ける人は、終わりのない出口のない迷路にはまります。

自分自身との比較をしている人は、日々の自分と向き合うことに時間を費やしています。そしてそこには少しずつ自分が進むべき道が開けてくるのです。

あなたがあなたらしくいるためには他人との比較をしないこと。

自分を知ること。それがこの世にひとりしかいないあなたができる、あなた自身への最大のプレゼントです。

環境がつくった自分を変えることができる

日本人は血液型で人を分類することが大好きですね。

B型の私は、「やっぱり、B型って感じだよね?」って、言われることがあります。

それも話題のひとつとしてそれなりに楽しみますが、でもその言葉がその人をつくっている、って言ったらどう思いますか。

B型の特徴をみると

自己中心的。マイペース。リーダー的な存在。好き嫌いが激しい。他人の意見に左右されないなどと言われます。

小学生のころから、雑誌には血液型占いがあり、血液型相性占いなどもあります。

「B型は自己中なんだよ」「A型だから几帳面なんだよね」

などという言葉を、まだ自己が確立される前から刷り込みのように言われ続けるのです。

私は血液型による分類の刷り込みにより、どれだけの人が自分がそうであると思い込んでいるのか、と不思議になります。

血液型でなくても「あなたは行動が遅い」「ばかだ」「態度がでかい」などとことあるごとに言われていれば、それが少しずつその人になっていくのです。「自分は××なんだ」と、他人が決めた自分ができあがっていきます。

日常の生活の中には、このような「他人によって自分がつくられる」環境はたくさんあります。

父親が母親を常に怒鳴っている家庭に育った子供は、自分を守るために常に胸を硬め、背中を丸めます。背が低く常に頭を軽く上げて歩いてきた人は、身体の使い方がその形になっていきます。

つまり癖や人の言葉がその人の身体をつくっていくのです。心に受けた感情による反応も、生活を通した身体の使い方も。環境が今のあなたを作っているのです。

そういった環境や身体の癖を見直すことができれば、自ずと身体も変わっていくのです。

ヨガのポーズであきらめない心が生まれる

ヨガのポーズを最初から完璧にこなせる人はいません。仕事柄、多くのプロのアスリートを見ていても、動きがギクシャクする人は多いのです。思うように身体がついてこないと悲鳴をあげる人もいます。

できなくてもかまいません。

けれど「自分にはできない」「こんなポーズはとても無理だ」とあきらめないことが大切です。慌てない、でもあきらめないでまずは取り組んでみる、そして今の自分の身体の状態を理解することです。

大切なのはゴールではなく、プロセス。

ここまでやる、と身体の痛みや息苦しさを無視して神経を傷つけるのではなく、そのプロセスの中で自分の身体がどう感じていて、身体はどのようにつながっているのかに気づくことが、神経のつながり、脳の発達を助けてくれるのです。そしてそれこそが、心身を整える（鍛える）最短で最善の方法なのです。

体の硬い人はケガをしやすい、柔らかいとケガをしにくいと思われがちですが、柔らかい身体の人が過信してケガをするケースも多いのです。身体の硬軟よりも、自分の身体をよく知ることが大切です。

そして「できているイメージ」あるいは「いずれできるのだ」というイメージを抱くことが成長につながります。

「大地にしっかり根が生えるように足をついて」とか、腕を上に伸ばすときは「伸ばした腕が天に引っ張られるような感じで」とか、感覚も同時に磨くように身体を動かすことで、少しずつ理想形に近づいていけるのです。

床に仰向けになって手足を伸ばして、目を閉じ呼吸を整えてみましょう。大きなものに包まれているような感覚になり、気持ちがゆったりと、そして前向きになってくるはずです。

今を意識し、自分の状態を知ろうと努める。そうすれば、明日は今日よりきっとより良い自分になれます。

イマジネーションの力

人間の脳はとてもパワフルです。

まだまだ未知の世界の脳科学。それでも多くの発見が日々されています。イメージトレーニングという言葉を耳にするようになってからしばらくがたちます。脳にとってイメージをするということは、現実に行っているのと同じ効果があるという考え方から、この方法が多くの現場で使われるようになりました。

姿勢を正して座り、身体を右にひねるイメージをしてみてください。

実際には身体を動かさずにイメージをするだけです。そのときにあなたの目はどのように反応をしていますか。右にひねろう、と思った瞬間に、目も右に動きませんでしたか。それは脳の働きによってなされているのです。

ふだん身体をひねったとき、私たちの目も同じように動いています。つまり脳が認識した動作をイメージすると、実際に動かしているときのように身体の様々な部位が反応するのです。

脳の特性として、実際に身体を動かしていなくてもイメージをするだけで、脳は身体が動いたと認識をします。

そのとき大切なのはより多くの感覚を克明にイメージをすること。自分のそのときの気持ち、筋肉の感じ、呼吸、聞こえてくる音、香り、自分がその場にいるときをイメージするのです。

脳はイメージしたことを現実で起こっていることととらえ、それは必ず現実となって心と身体に表れてきます。

「Power of Imagination」

誰もが持っているなりたい自分をつくり上げる脳力です。

その能力を高めるためにも、身体を動かしてより多くの感覚を身につけましょう。

きっとその先には、自分がイメージした以上の現実が開かれているはずです。

レッスン

首、肩が軽くなり心がすっきりするポーズ

1

右足を前にしてあぐらを組み、両手を膝の上におきます。

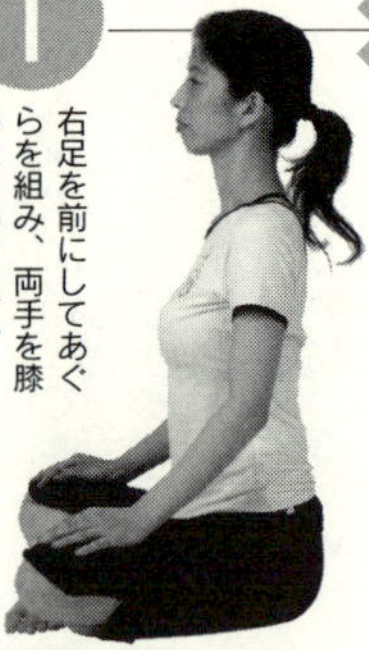

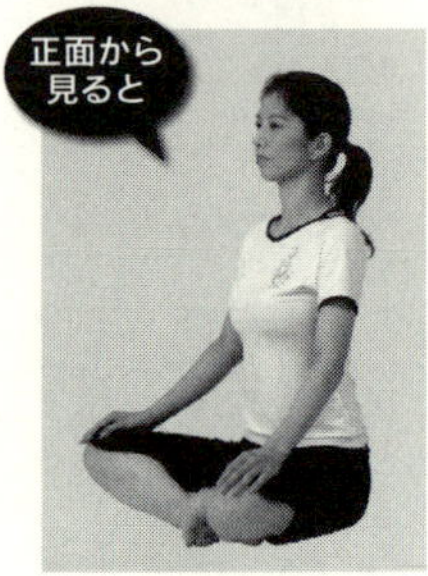

2

息を吸いながら両腕を上へまっすぐ伸ばし、両耳の位置まで持っていきます（無理をせず上がるところまでで大丈夫）。

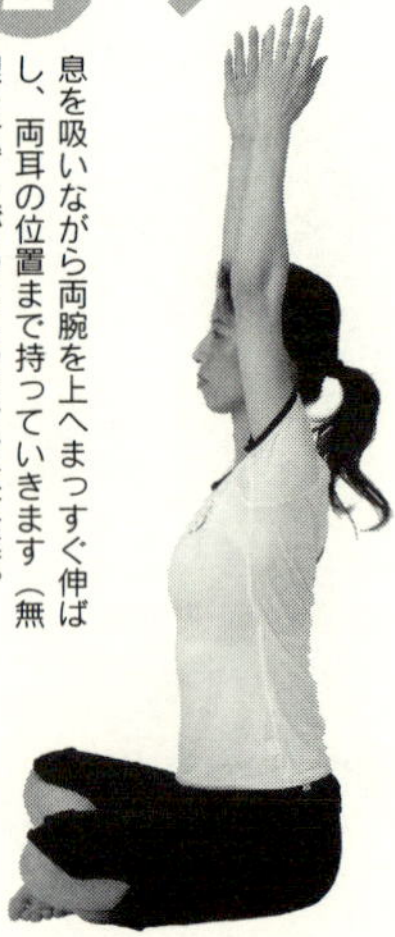

3

息を吐きながら身体を前に倒していきます。両腕はまっすぐ伸ばしたままで両手首を地面につけ、息を吐ききります。このとき小指を浮かせるようにしましょう。腕がプルプルしますが、これで二の腕がすっきりします。何度か呼吸を繰り返しましょう。

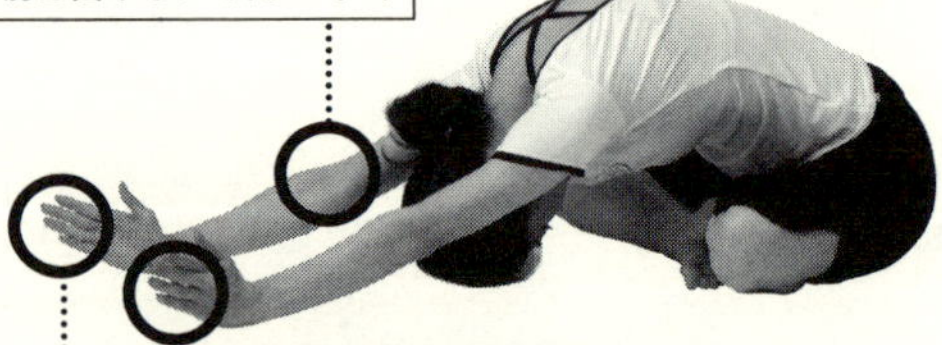
肘は曲げないで、まっすぐ
小指を床につけない

7

脚を左右組み替えて①～⑥の動作を繰り返します。

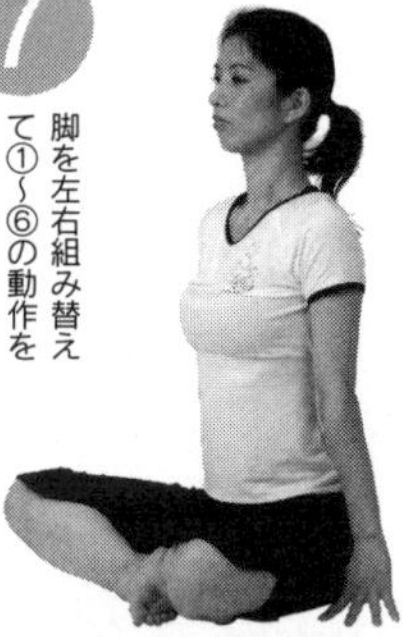

6

息を吸いながら手のひらでしっかりと床を押し、胸を突き出すようにします。このとき、あごは胸に近づけましょう。さらにゆっくりと内ももを前に見せるように、お尻を持ち上げてみましょう。息を吐きながらゆっくりとお尻を下ろします。

★肩こりや腰痛にもきくポーズ。胴まわりをすっきりさせ、二の腕をひきしめる効果もあります。

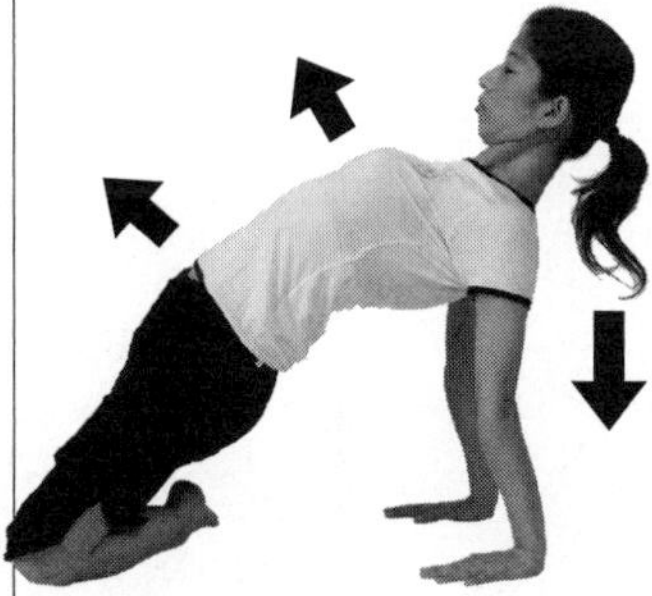

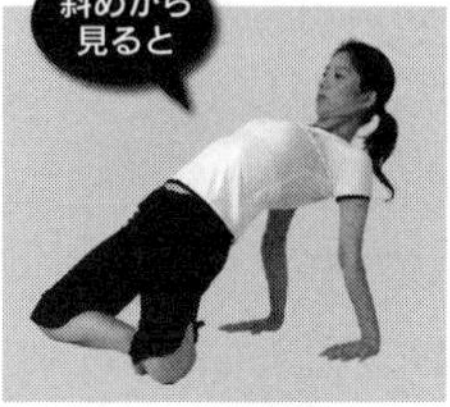

5

今度は両手を体の後ろに持っていきます。指先が正面を向くようにします。

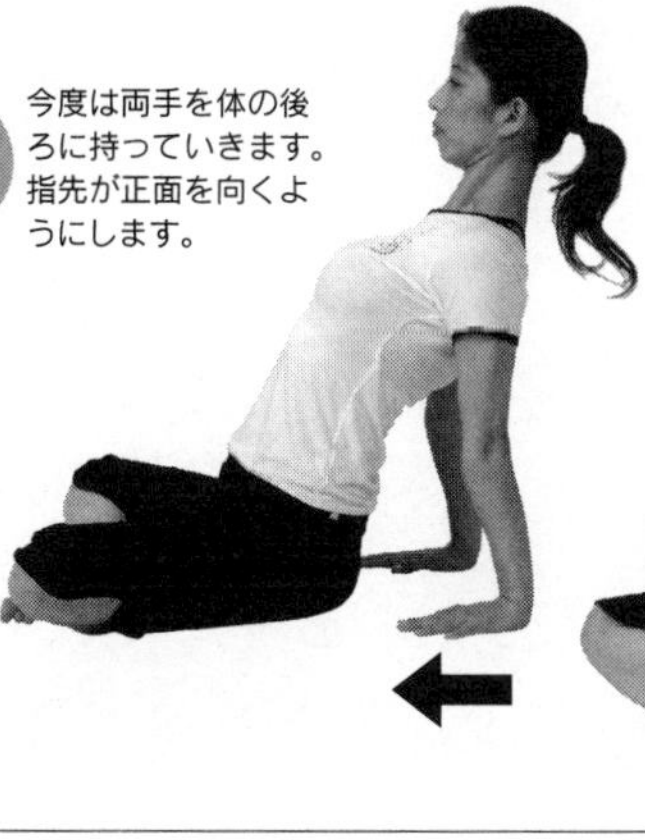

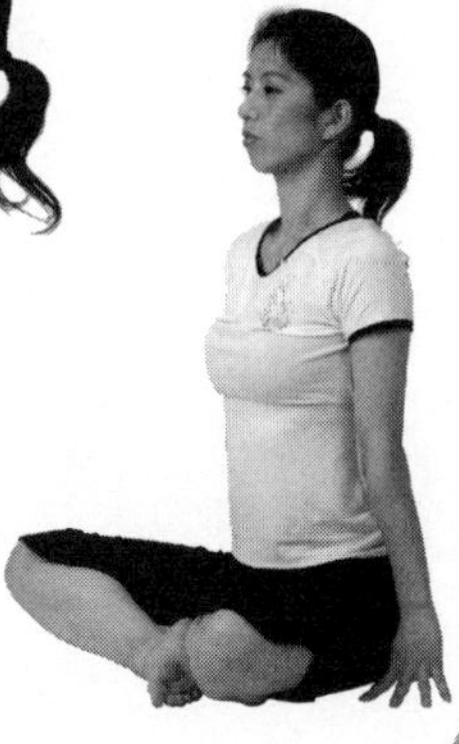

息を吸いながら身体を起こします。

4

第五章

こんなときには…
症状別7つのヨガポーズ

これからご紹介する7つのヨガのポーズは、ヨガ未体験者の方でも、またふだんほとんど身体を動かすことがないという方でも比較的簡単にできるものばかりです。

ひと目でわかるようにテーマごとに見開きページでご紹介しています。①から順に番号を追ってみれば、すぐにでも身体を動かしたくなるはずです。

まずは簡単に、それぞれのポーズのポイントを解説しておきましょう。

❶集中力アップ、脳力アップで試験やプレゼンに強くなるポーズ

脳を活性化して集中力を高めるのに効果的なポーズです。試験や試合、大事な取引、プレゼンテーションなどで、パニックにならないで本番に集中できるように心を整えてくれます。ついうっかりの物忘れ予防、うつ病、過食症、拒食症などの予防にもなります。また、落ちつきがなく情緒不安定で、すぐにキレやすい子供の対症療法になります。

❷「冷え」や「むくみ」「便秘」解消ポーズ

簡単スクワットで下半身の血行をよくしていきます。血行がよくなり、むくみがなくなります。身体の冷えを解消するので寒いときだけでなく、夏のクーラー予防にもなります。腸の調子を整え免疫力を高めますので、便秘や下痢にも効果が期待できます。

身体を伸ばすポーズが入っているので姿勢がよくなることにもつながり、それが若さ、元気にもつながります。また太ももや二の腕を引き締める効果もあります。

❸疲れ目がすっきり、小じわ予防ポーズ

長時間のデスクワーク、あるいはテレビゲームなどで目が疲れ、目がしょぼしょぼするときなどにおすすめのポーズです。

目を酷使する業務についていると「視野狭窄」気味になっていることが多いようですが、そこでおすすめなのが、眼球を大きく動かすポーズです。すっきりして視野も広がります。近視や老眼予防にも効果があり、バランス感覚もよくなるので集中力、ボケ予防、脳力アップにもつながります。

また目のまわりの筋肉を使うので、小じわ予防にもなります。

❹ 食欲不振、夏バテ、なんとなくだるいに効くポーズ

「シャバーサナ（屍）」のポーズから始め「膝かかえ」「飛行機」のポーズを加え代謝をよくしていきます。屍というとちょっとどきっとしてしまいますが、身体の力を完全に抜いて呼吸をすることで、血のめぐりをよくすると同時に神経の書き替えを行います。屍といいながら、じつは内なる生命力をよみがえらせる準備です。

胃腸の疲れを軽減し、消化をよくするので便秘にも効果あり。新陳代謝がよくなり、身体のむくみもなくなります。飛行機のポーズで身体を反り、肩甲骨を働かすので、イライラの解消にもつながります。

❺ バランスがよくなり、テニスやゴルフの実力アップポーズ

歩き方に癖があったり、姿勢が悪かったり、日ごろ無意識のうちに崩している身体のバランスを矯正するポーズです。ウォリアー、リバースウォリアー、イーグルという3つのポーズの組み合わせで腰が座り、自分の身体にしっかり軸を作ります。ゴルフでも

テニスでも野球でも「軸が大事、バランスが大事」と言いますね。このポーズは少し難易度が高いかもしれませんが、続けていると、ゴルフの飛距離が飛躍的に伸びるなど、運動能力が向上します。そのほか、腰痛、肩こりの予防、O脚の改善。また腎臓を刺激し腎機能を高めるので、婦人科系疾患の予防にもなります。

❻免疫力を高め風邪やケガを予防。メタボ対策にもなるポーズ

日常生活の中で意識して力を抜くことはあまりありません。「肩の力を抜いて!」「リラックスして」などと言いますが、このポーズは一般の方がイメージする以上に、力を抜く、脱力することを心がけます。と同時に呼吸も強く意識しましょう。

脱力し深く呼吸をすることで身体の中の酸素と血液のめぐりがよくなって細胞が活性化、免疫力がアップし、病気になりにくい、ケガをしにくい身体に体質改善していきます。メタボ対策にもなります。

❼ 血行をよくして、アンチ婦人病・生活習慣病予防ポーズ

伸ばしたりねじったたり、ふだんの生活ではあまりしない動作が多いので少し辛いかもしれませんが、身体が温まり、気持ちのいい汗がでてきます。下半身の血行がよくなり、高血圧を改善、脳卒中や動脈硬化の予防になります。肩甲骨を動かすのでイライラすることもなくなります。背筋や腕を伸ばすので姿勢もよくなり、二の腕がすっきりします。

さて、以上7つのポーズ、便宜上「これは～にいい」と分けていますが、お気づきだと思いますが、効能が重なるものがありますね。たとえば目にいいというポーズをすれば集中力もつく、食欲不振のポーズは便秘にもいい、運動能力向上のポーズは婦人科系疾患予防にもなる……。それは身体の部位がひとつずつ独立しているのではなく、連鎖しているからにほかなりません。

これらのポーズは抗生物質のように直接すぐに効果が表れるものではありません。また、けっして楽をして手に入れられるものでもありません。

しかし継続していれば、一石二鳥が三鳥、四鳥になるポーズです。

どのポーズから始めていただいてもかまいません。いくつかを組み合わせてもいいでしょう。無理をする必要はありません。ただ、息を止めないようにする、呼吸を意識することを心がけましょう。

また、左右上下対称の動きのとき、こちらは動きやすいけれど反対は硬いといった場合、動かしやすいほうだけを多くするのではなく、必ず均等の回数をおこなってください。自宅でひとりで実践する場合、ヨガ教室と違い、鏡がない場合もありますね。実際にどこまで自分ができているか不安になるかもしれませんが、身体が痛い、呼吸が苦しくなければまず大丈夫。

「写真のようなポーズはとれない」「腕が上がらない」「そこまでは身体は曲がらない」などとあきらめないでください。大切なのは「できているというイメージ、あるいはいずれできるのだ」というイメージを持つことが大切なのです。

さあ、それでは、実践編です。

症状❶ 集中力アップ、脳力アップで試験やプレゼンに強くなるポーズ

1

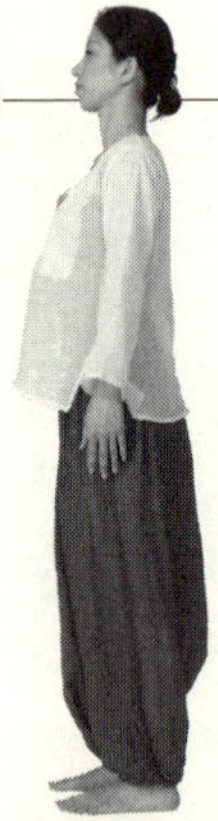

つま先とかかとの間に握りこぶし1個分を開けてまっすぐに立ちます。

2

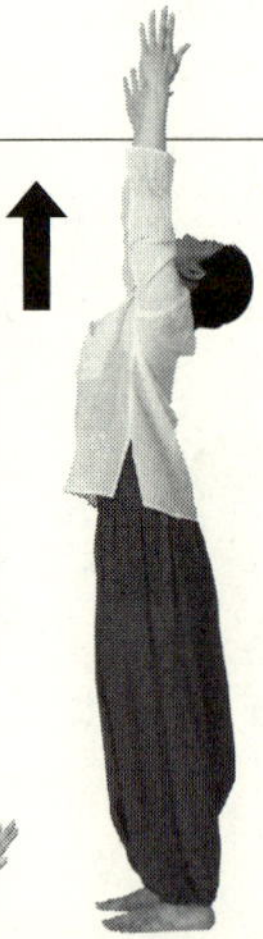

息を吸いながら手のひらを内側にして両腕をまっすぐ上に伸ばします。あごを上げ天井を見ます。指先は天井から引っ張られるイメージです。

3

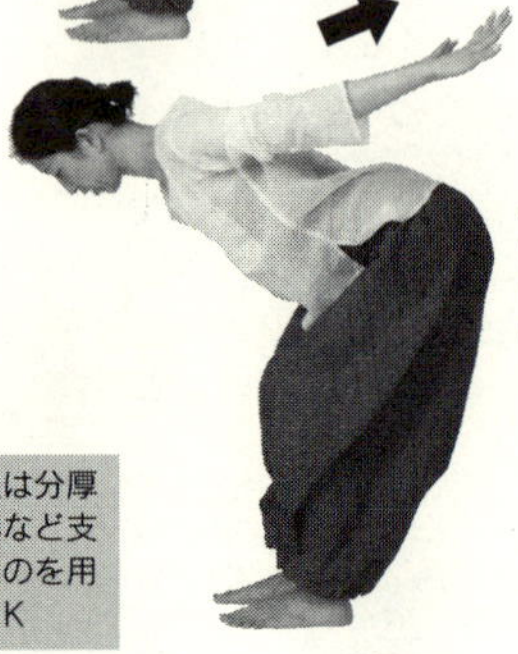

息を吐きながら足の付け根から身体を倒し両腕を自分の身体の後ろに持っていきます。

体が硬い人は分厚い百科事典など支えになるものを用意してもＯＫ

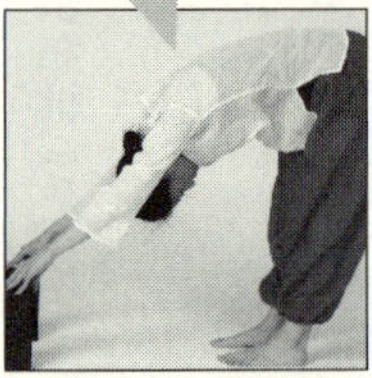

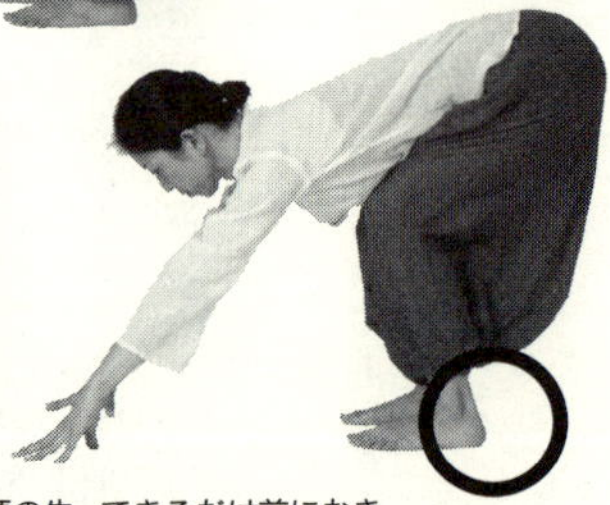

4

呼吸を整え、両腕を自分の頭の先、できるだけ前におき、おへそを膝に引き出すようにお腹と太ももをくっつけます。膝は曲げてもかまいませんが、かかとは浮かさないようにしっかり地面にくっつけるようにします。

8

左足を前に踏み出し、さらに右足も前に踏み出し、頭と上体の力を抜いて呼吸をくり返します。息を吸いながらゆっくりと上体を起こします。

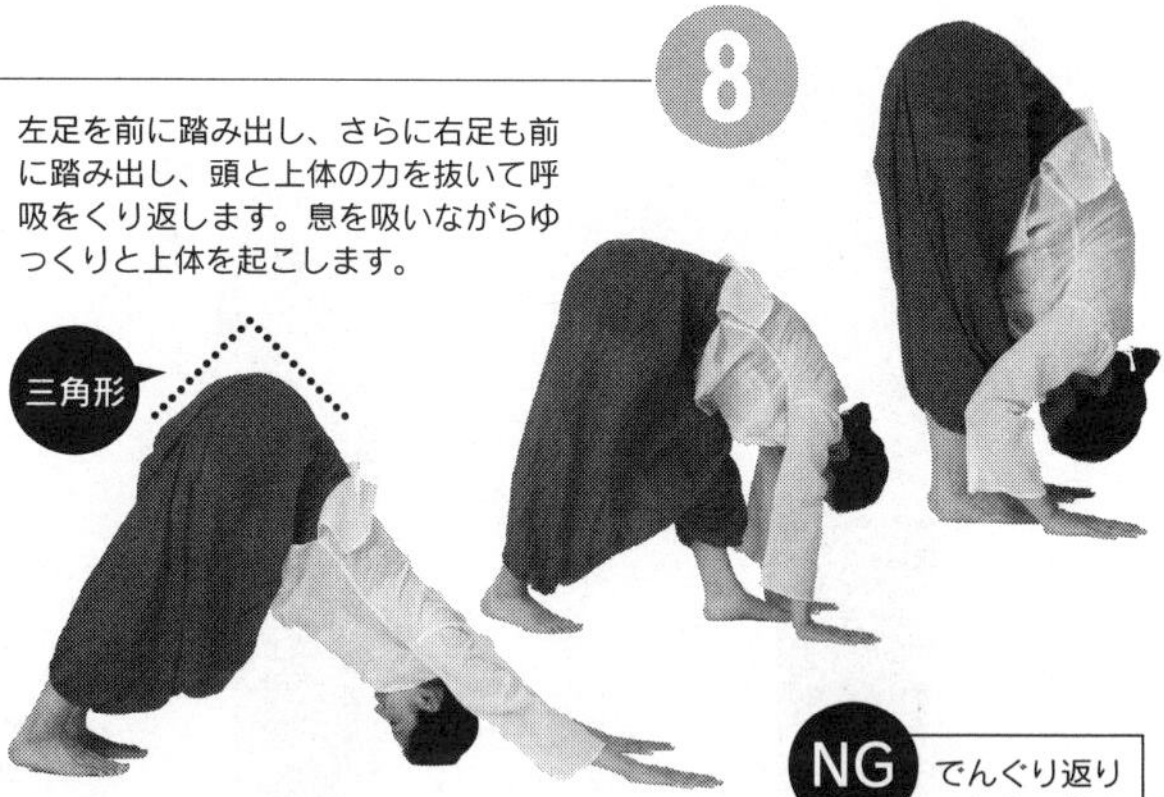

7

仰向けからうつ伏せになり、両腕で腕立てをするように身体を持ち上げていき、両腕は極力前におき、腰を突き上げて三角形を作ります。手のひらの中心で支えます。

NG でんぐり返りのとき、首を横にすると痛めやすいので禁止。要注意

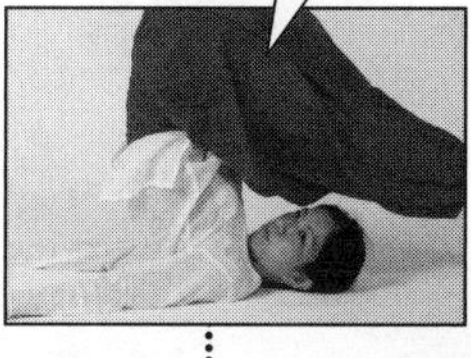

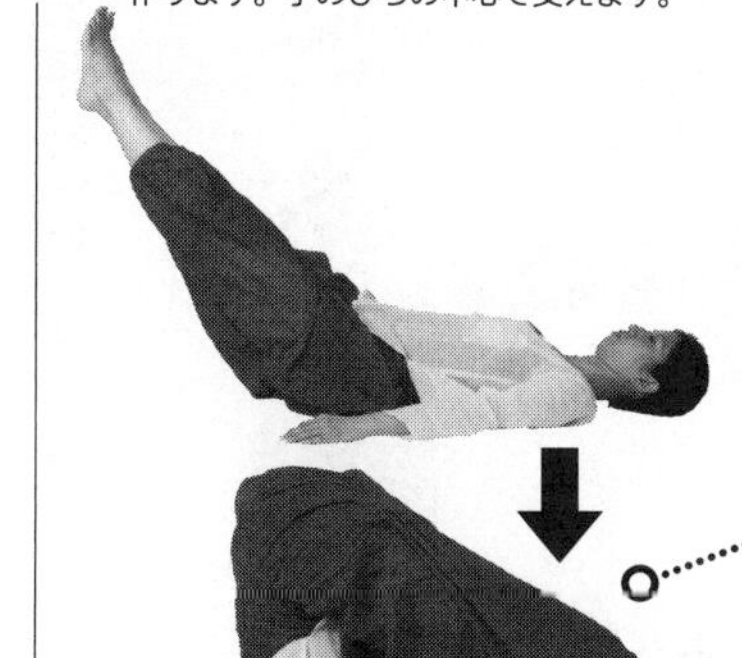

膝を曲げてしゃがんで足を前に伸ばし、少し反動を利用して転がり、頭の上で止めます。3-5 呼吸後、足も元に戻します。

6

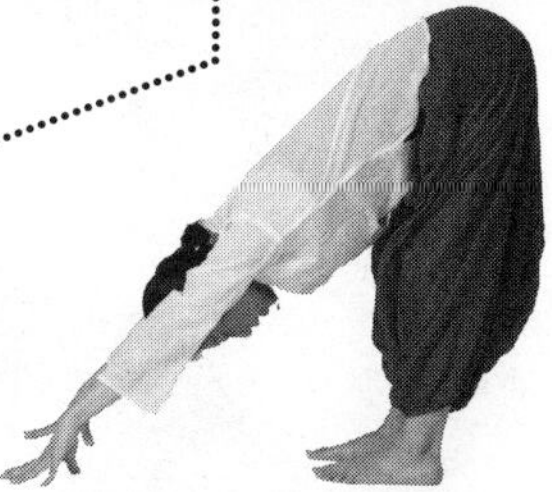

息を吐きながら曲げていた膝を伸ばしていきます。

5

症状❷ 「冷え」や「むくみ」「便秘」解消ポーズ

1

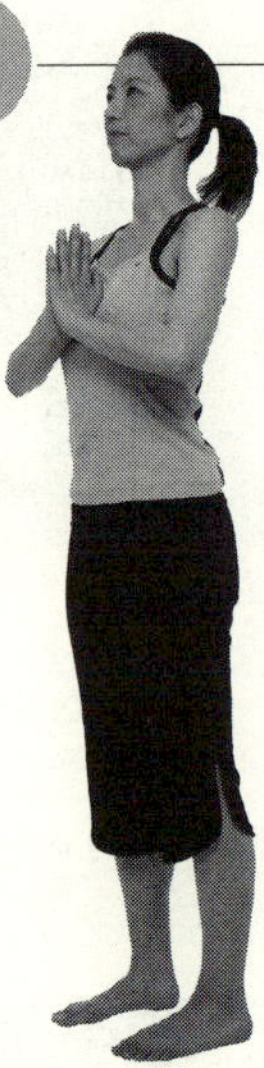

足を腰の幅と同じぐらいにして、まっすぐに立ちます。胸の前で両手の平を合わせます。

2

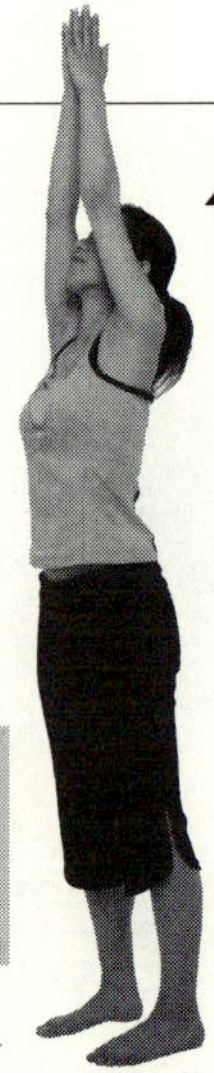

ゆっくり息を吸いながら両手を上に上げていきます。腕が耳の真横にきて肘が曲がらずまっすぐ上に伸びている、上から引っ張られるイメージです。

年配の方で腕が上まで上がらない場合は、痛みを感じないぐらいまで上げます

3

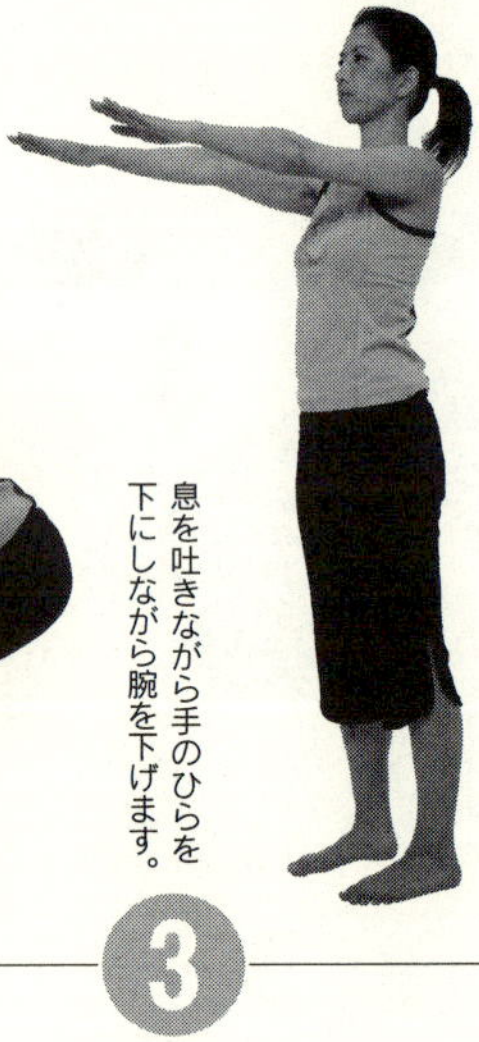

息を吐きながら手のひらを下にしながら腕を下げます。

4

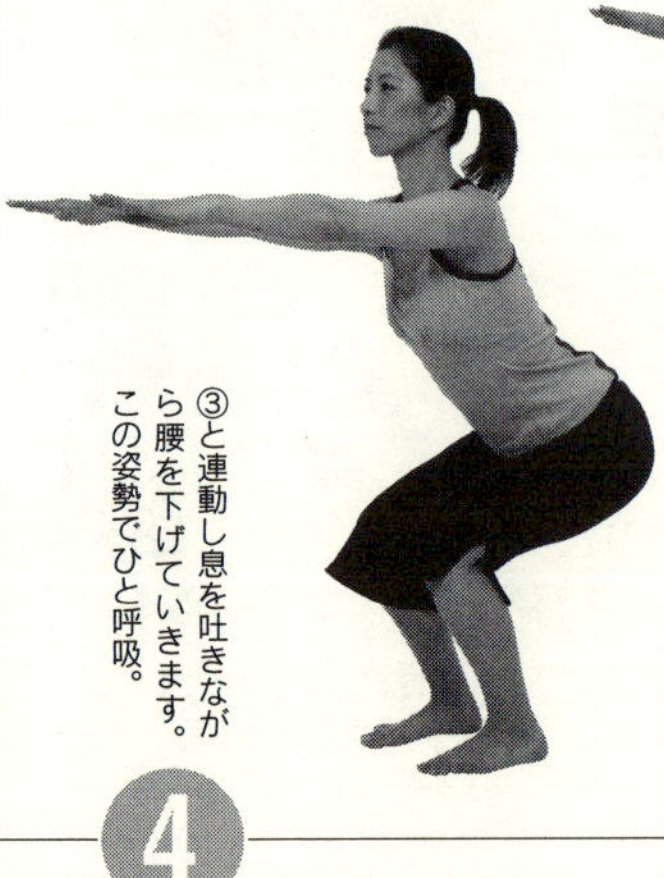

③と連動し息を吐きながら腰を下げていきます。この姿勢でひと呼吸。

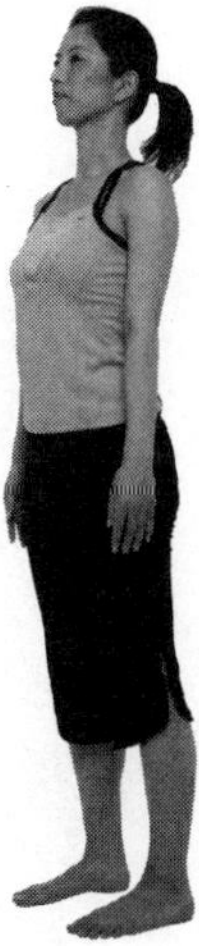

5

息を吸いながら身体をまっすぐの体勢に戻します。

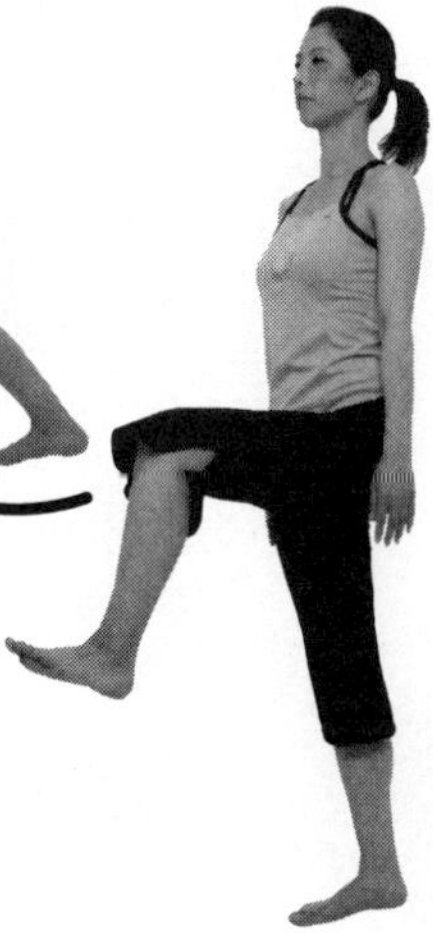

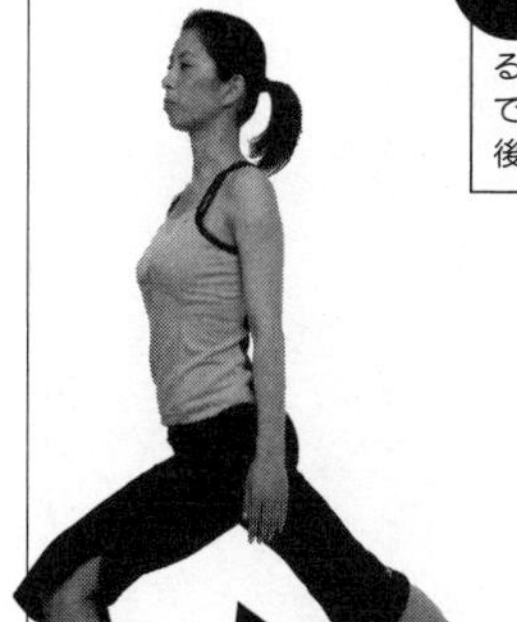

6

息を吸いながら左脚を直角に曲げ上げ、吐きながらその脚を前に一歩差し出します。

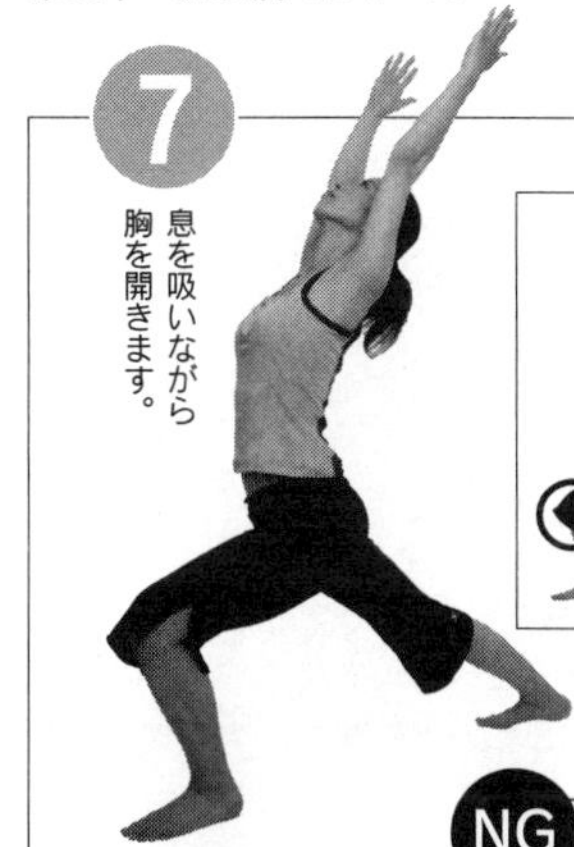

7

息を吸いながら胸を開きます。

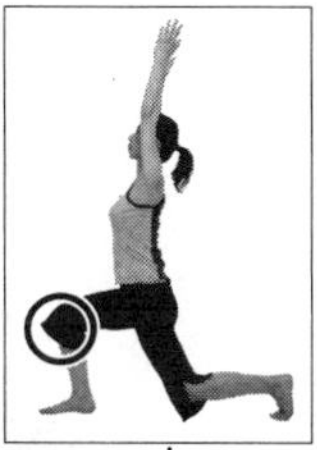

NG　前に出した膝がつま先よりも前に出ると膝を痛めるのでNG。できるだけ膝はつま先より後ろで保ちましょう

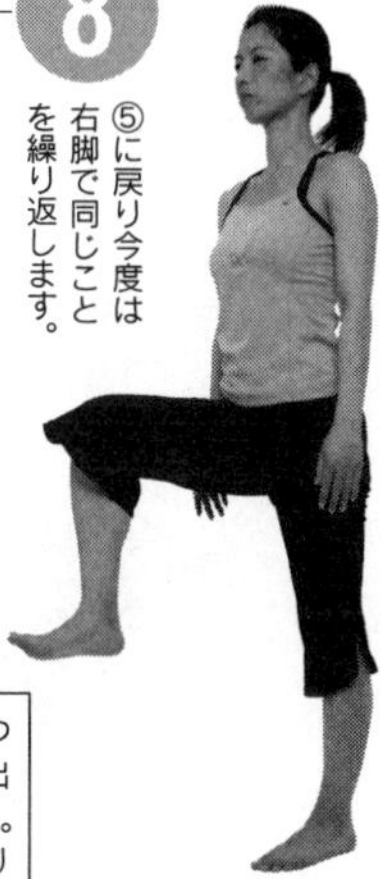

8

⑤に戻り今度は右脚で同じことを繰り返します。

症状❸ 疲れ目がすっきり、小じわ予防ポーズ

1

姿勢を正して
イスに座ります。

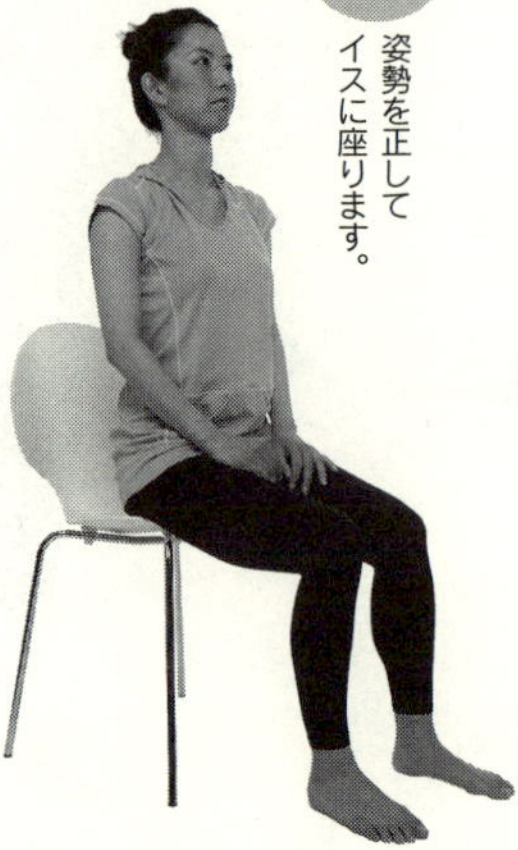

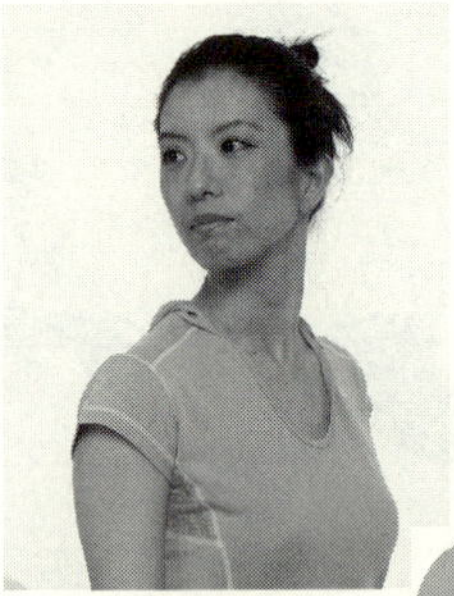

2

頭を右にひねります。

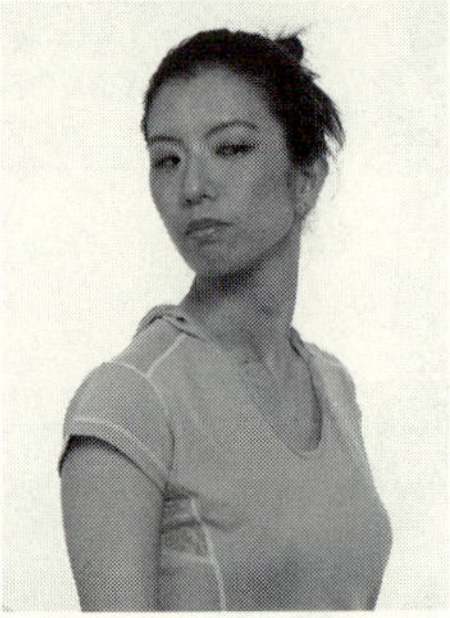

3

そして目（眼球）は反対側（左側）を見るようにします。ゆっくり軽く見る程度でＯＫ。目に力を入れすぎないように注意。

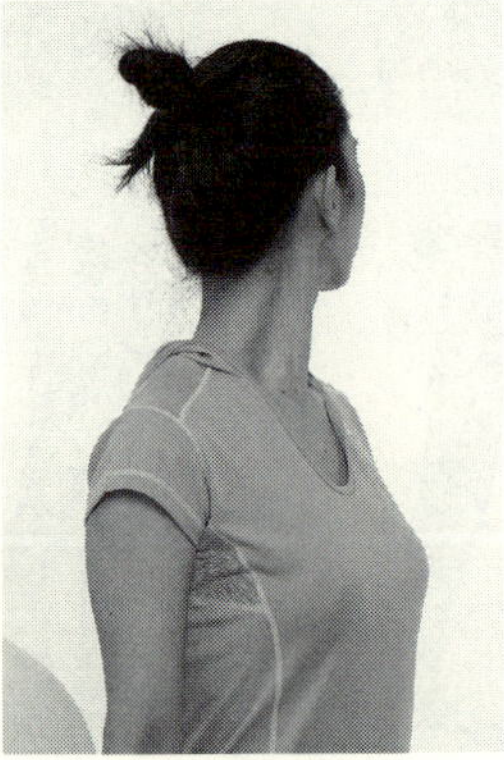

4

頭を戻して今度は左にひねり、目は右側を見るようにします。②〜③を4、5回繰り返します。

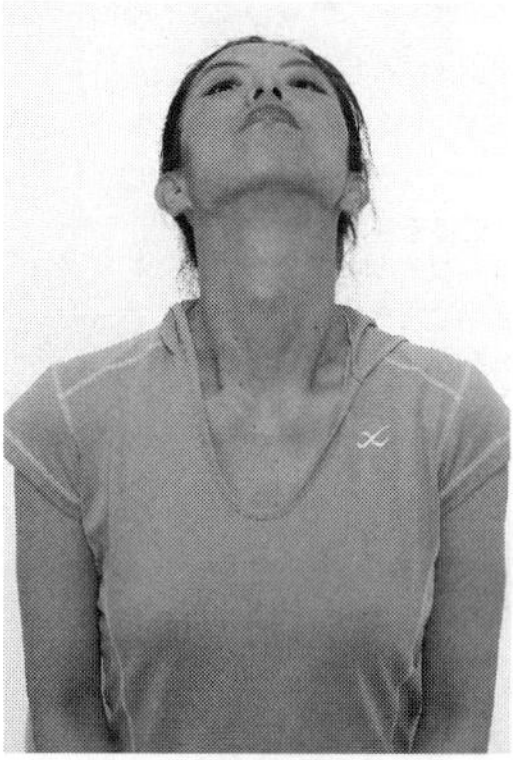

6

あごを上にあげたときは、目は下へ、が基本です。肩のラインから上を向くようにしましょう。耳たぶと肩を離すようにします。呼吸は上を向くときに吸い、吐きながら下を向きます。この⑤〜⑥を5回繰り返します。

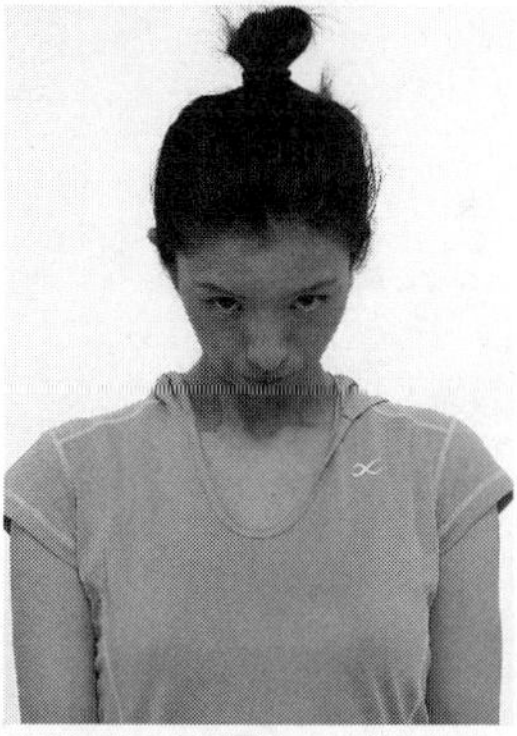

5

今度は頭の上下運動。あごを引いて頭を下げたら目（眼球）は上へ。

7

脱力のポーズ。息を吐きながら腕も頭も前にゆっくり落としていきます。頭の重さを感じることが大切です。

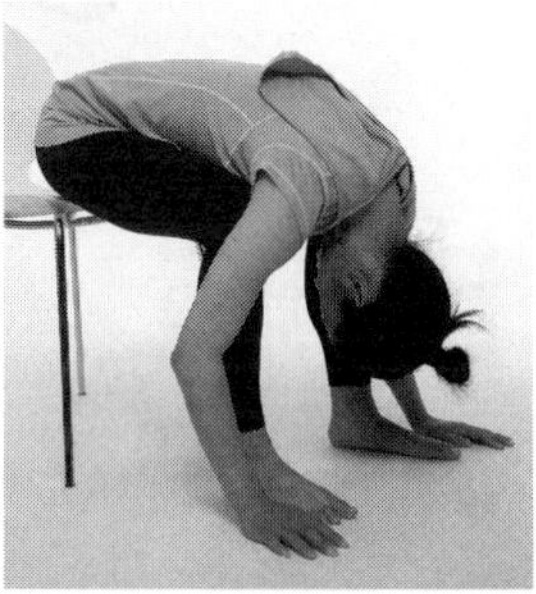

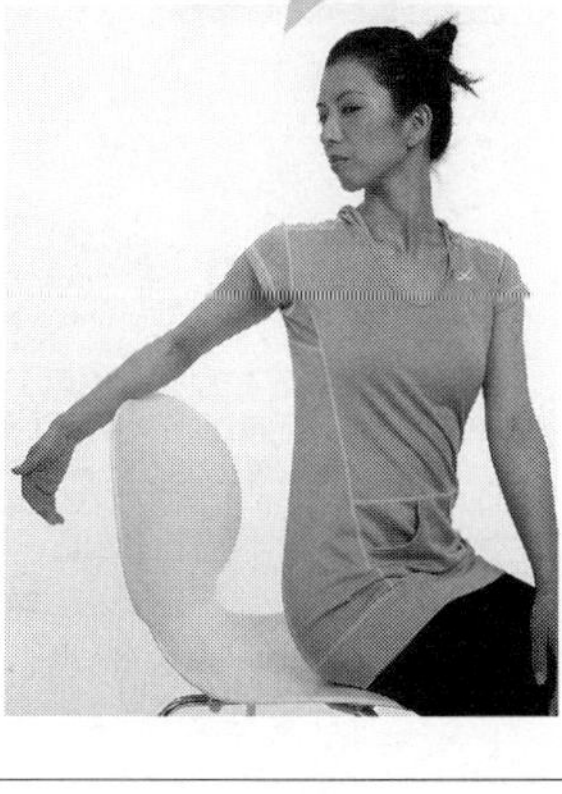

症状❹ 食欲不振、夏バテ、なんとなくだるいに効くポーズ

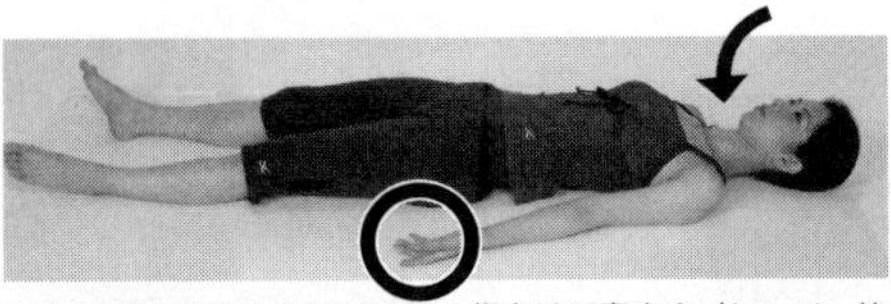

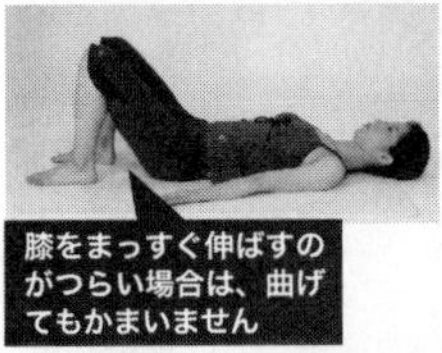
膝をまっすぐ伸ばすのがつらい場合は、曲げてもかまいません

1 仰向けに寝ます（シャバーサナのポーズ）。足幅は骨盤の幅を目安に開き力を抜いて楽にし、手のひらは上、あごは心持ち引いて首の後ろが窮屈にならないようにします。

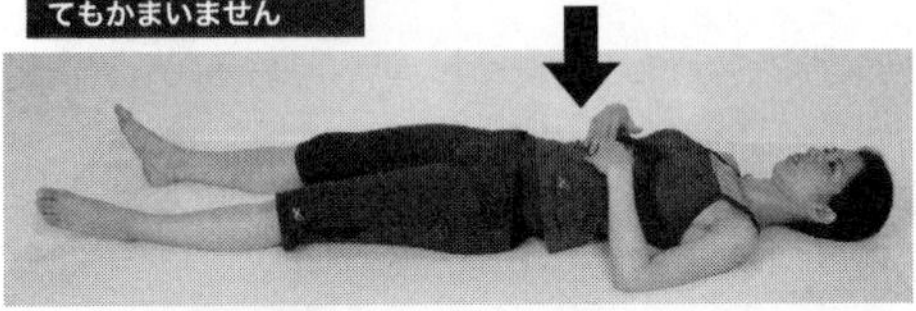

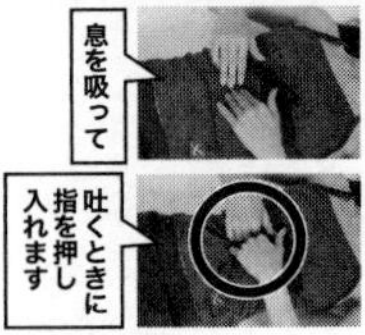
息を吸って
吐くときに指を押し入れます

2 みぞおちを指で押します。息を吐くときに、軽く指を押し入れます。その際、痛みを感じるようであれば胃腸が疲れ気味ということ。何度かこの動作を繰り返すと、胃腸の動きが活発になります。

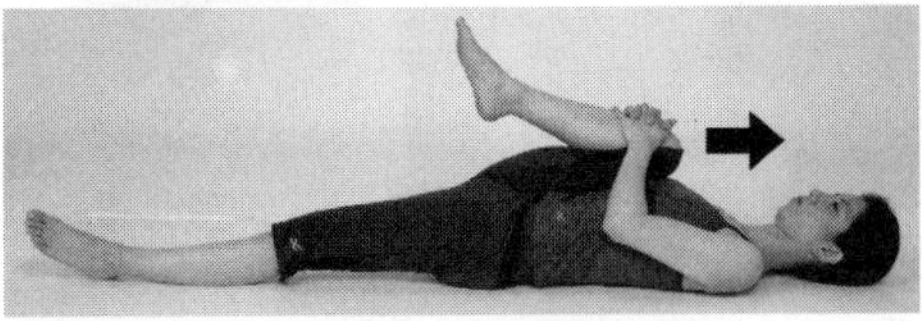

3 頭を地面につけたまま、右脚を両手で抱えて持ち上げます。息を吐くときに、手前(自分の顔のほう)に引き寄せるイメージです。お腹で呼吸を感じながら5〜6回繰り返します。

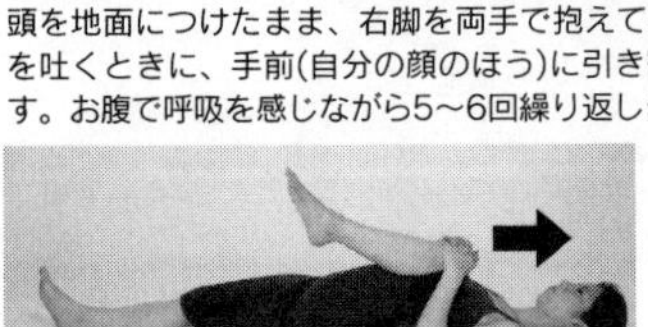

今度は左脚を抱え、上と同じポーズをします。

7

①の仰向け、シャバーサナのポーズに戻り、心を鎮めます。

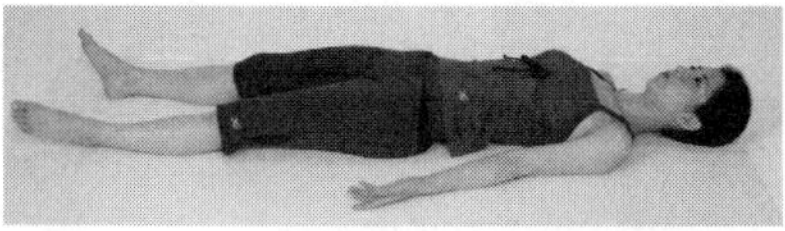

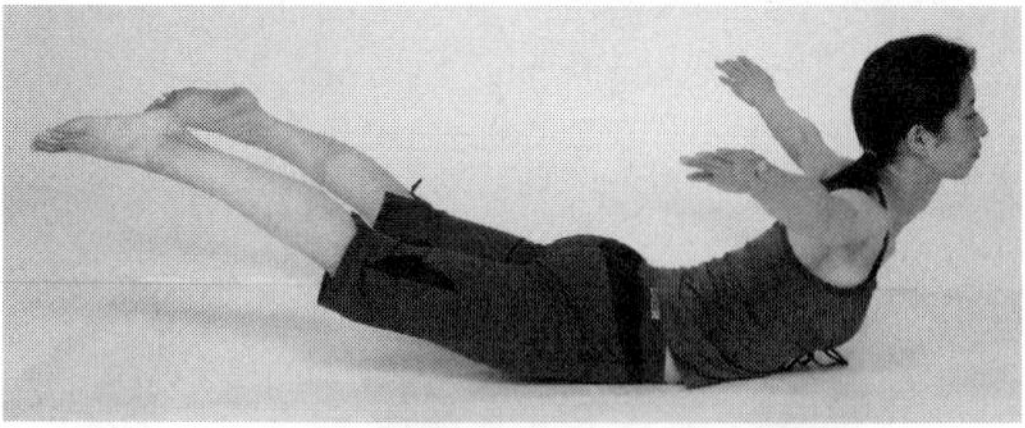

6

息を吸いながら腕、脚を持ち上げ体を開きます。脚はおへその下、太ももからまっすぐ遠くに引き上げるイメージ。首の後ろを長く保ちます。できればこの状態で、ゆっくり呼吸を4～5回繰り返します。

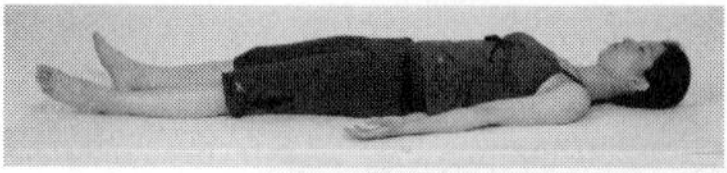

5

いったん仰向けに戻り、今度はうつ伏せになります。

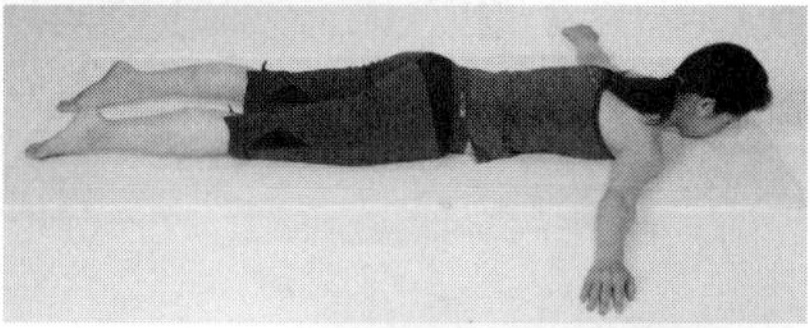

両足を抱えるときは頭を持ち上げ、しっかり抱えて頭を下ろします

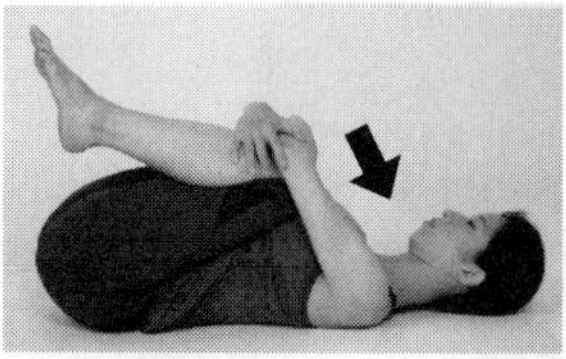

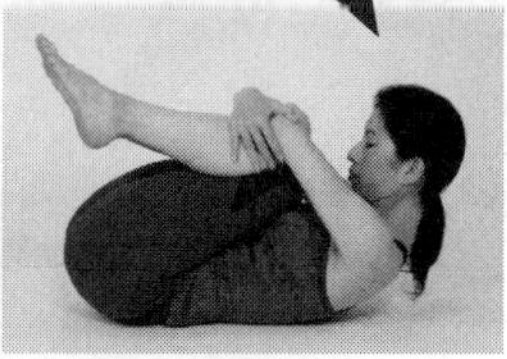

4

今度は両脚を抱え、息を吐くときに手前に引き寄せるようなイメージで、やはり呼吸を5～6回繰り返します。

症状❺ バランスがよくなり、テニスやゴルフの実力アップポーズ

1

足をそろえて、手のひらは内側の基本の立ちポーズをします。

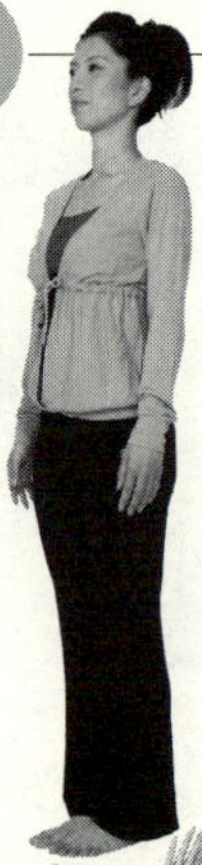

2

左足（後ろ足）を左に斜め（45度）にし、右足（前足）を一歩自分の前に踏み出します。このとき、へそ、骨盤は正面に向けます。両足は浮かさないで、地面をしっかり感じることが大事です。

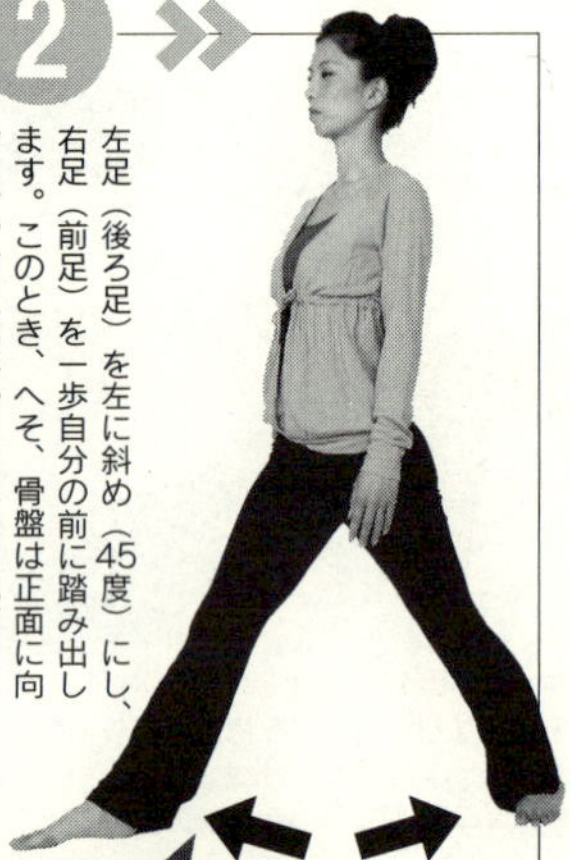

3

両腕を前に持っていき、合掌します。

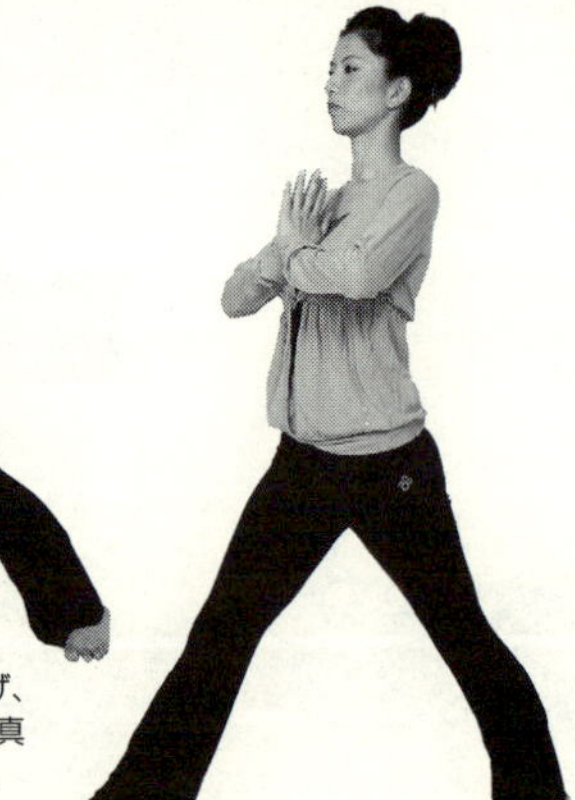

4

右足（前足）を曲げ、息を吸いながら手を真上へ上げていきます。

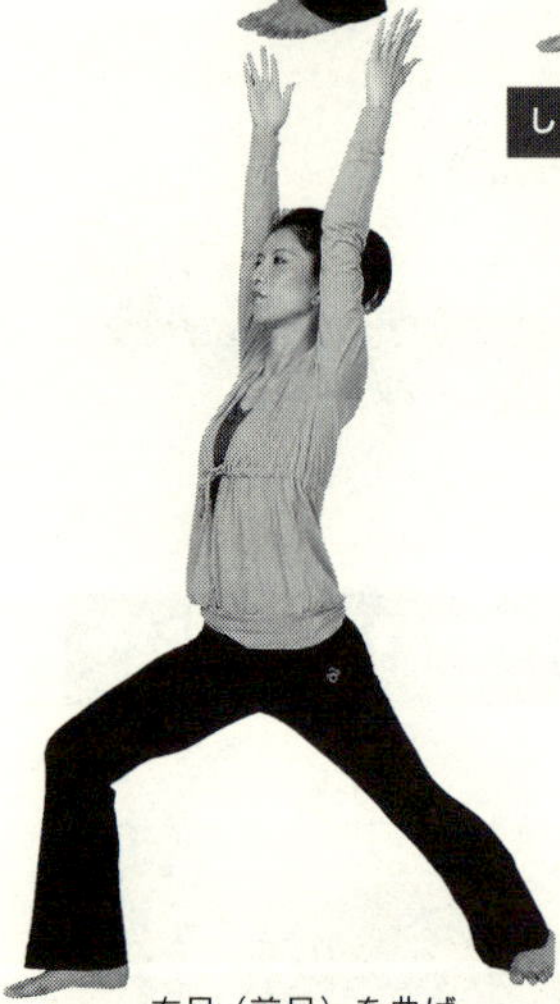

5

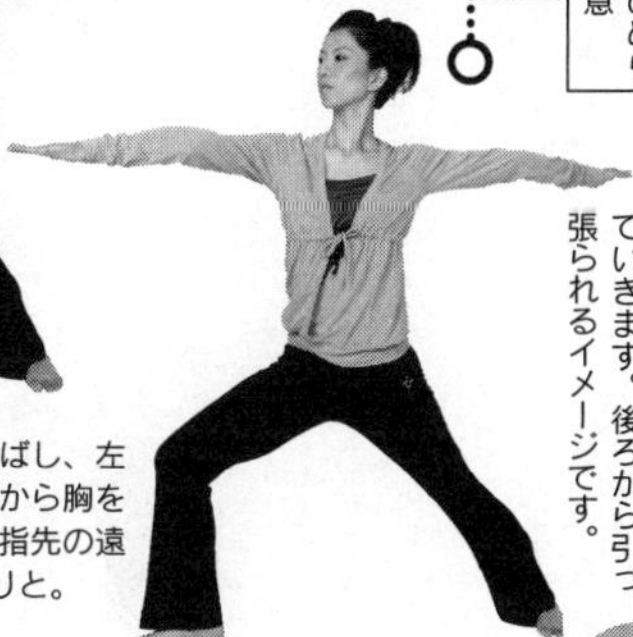

息を吐きながら手を下ろしていきます。後ろから引っ張られるイメージです。

NG

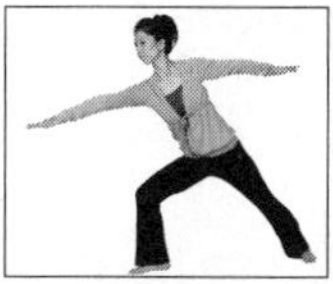

体が前につんのめらないように注意

6

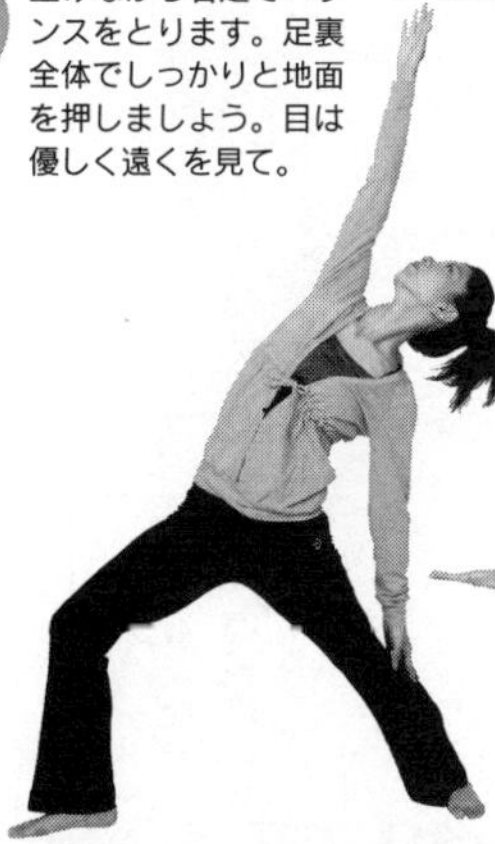

息を吸いながら右手を天井に伸ばし、左手は足の横におろします。お腹から胸を天井に開くようにして、目線は指先の遠くを見ましょう。呼吸はゆっくりと。

7

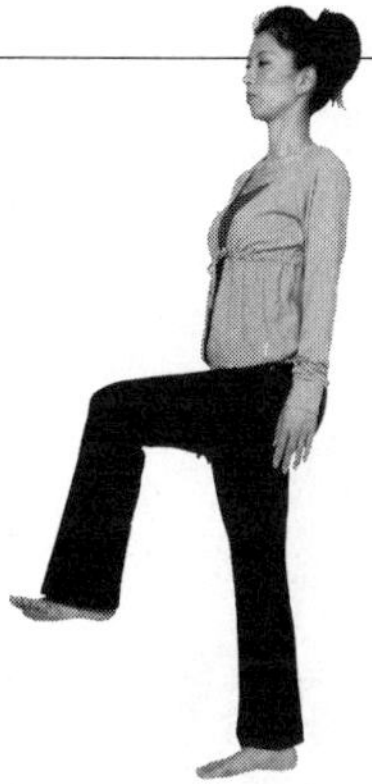

息を吸いながら上体を戻し、左足を前に持ち上げながら右足でバランスをとります。足裏全体でしっかりと地面を押しましょう。目は優しく遠くを見て。

8

⑦でバランスがとれたら脚を組み、胸の前で手を組みましょう。左脚が上のときは左肘が下になります。親指が鼻と合わさり、手の甲と甲を押し合うことが目標です。

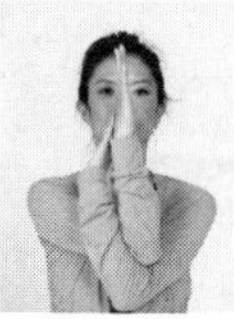

肩甲骨が硬い方は、なかなか腕がくっつきにくく、その場合痛みがない範囲でOKです。

9

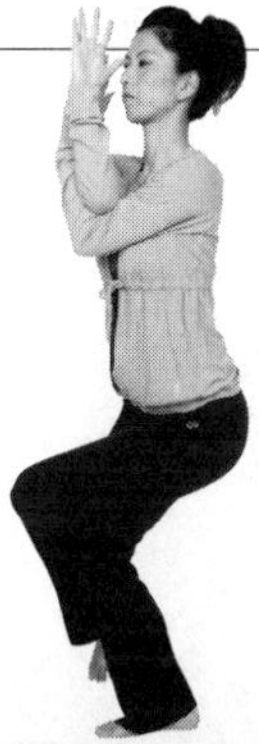

息を吸いながら膝を伸ばし、手と脚をほどきます。①に戻り、左右を替えて②~⑧を繰り返します。

症状❻ 免疫力を高め風邪やケガを予防。メタボ対策にもなるポーズ

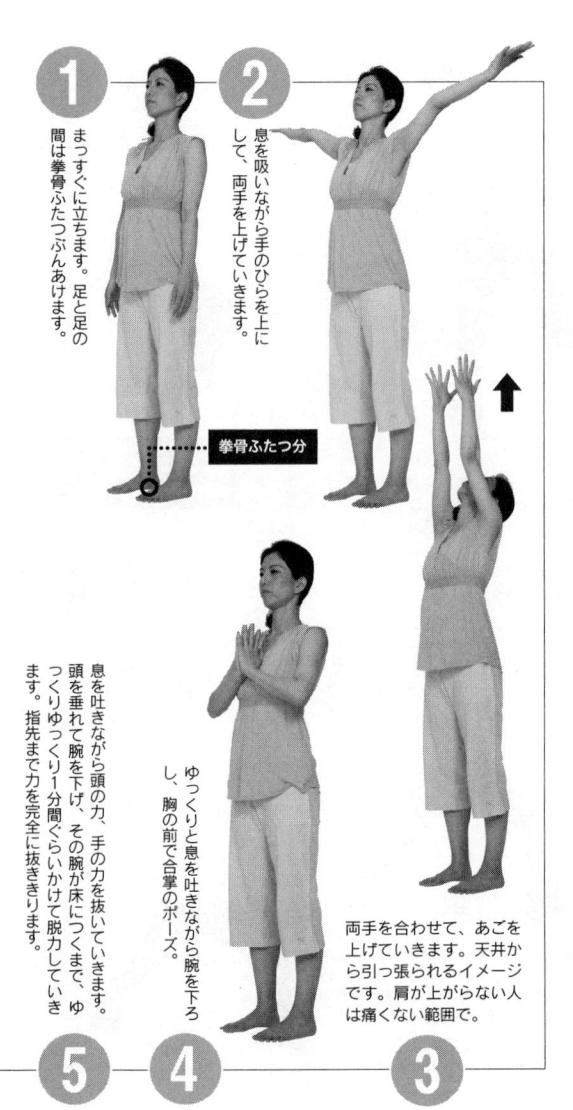

1

まっすぐに立ちます。足と足の間は拳骨ふたつぶんあけます。

2

息を吸いながら手のひらを上にして、両手を上げていきます。

3

両手を合わせて、あごを上げていきます。天井から引っ張られるイメージです。肩が上がらない人は痛くない範囲で。

4

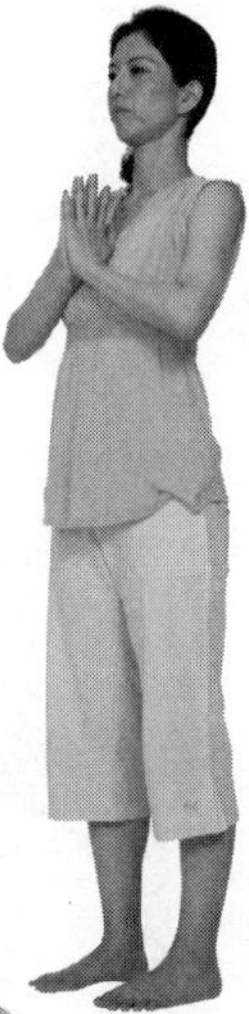

ゆっくりと息を吐きながら腕を下ろし、胸の前で合掌のポーズ。

5

息を吐きながら頭の力、手の力を抜いていきます。頭を垂れて腕を下げ、その腕が床につくまで、ゆっくりゆっくり1分間ぐらいかけて脱力していきます。指先まで力を完全に抜ききります。

8

今まで行った一連の動きを、今度はビデオを巻き戻すように逆にさかのぼっていき、これを体調に合わせて3～10回繰り返します。少しずつ呼吸が長くなるように心がけます。

Point

身体を曲げて力を抜くときは息を吐き、伸ばすときは息を吸うのがポイントです。

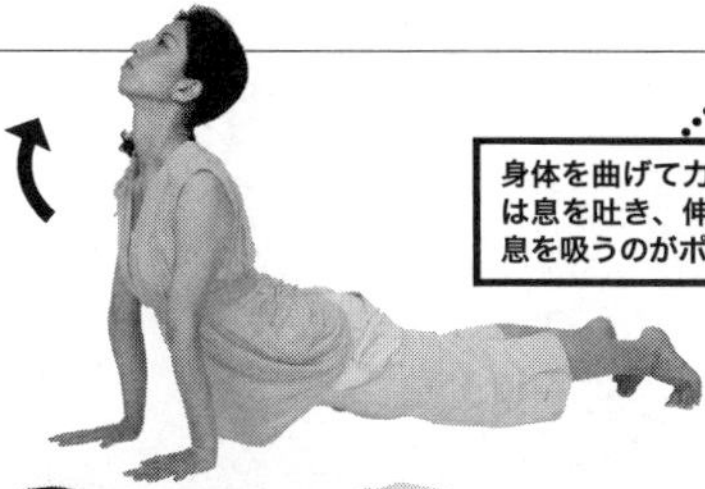

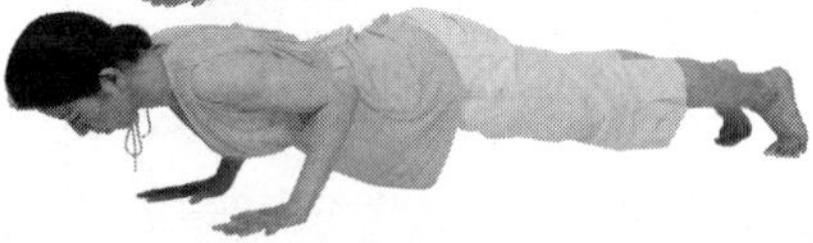

7

腕立て伏せを1回して、体を反っていきます。

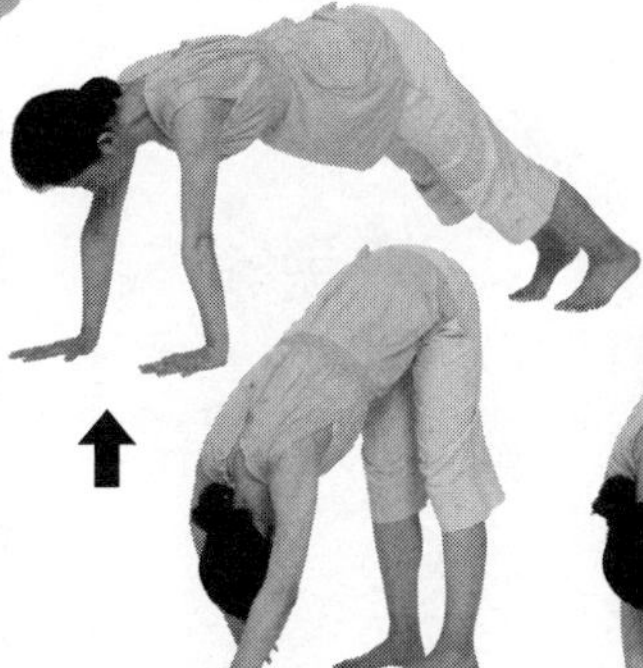

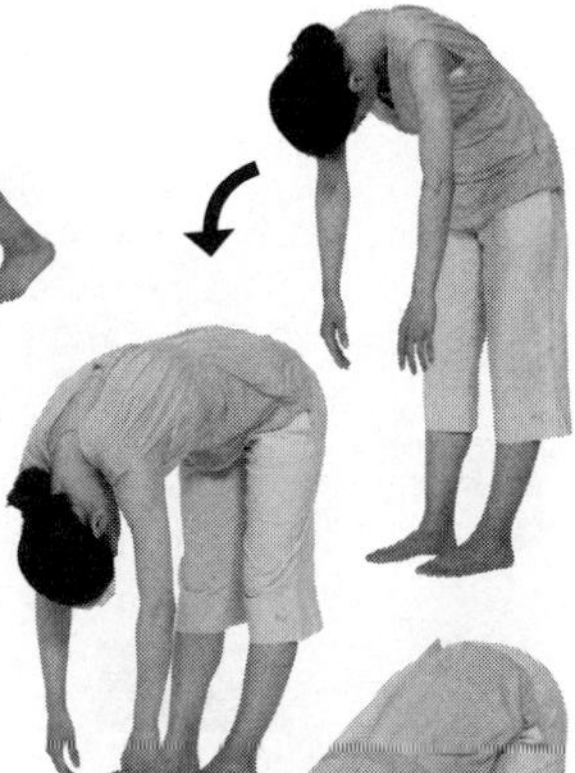

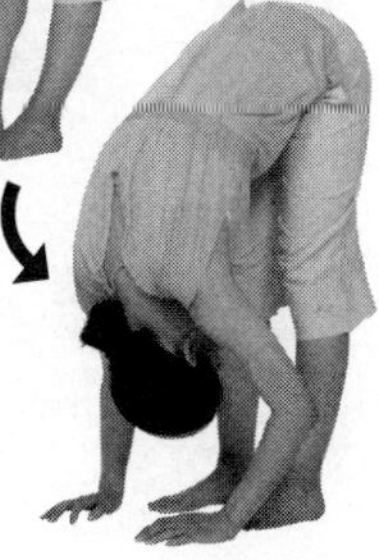

6

手が床についたら、その手で前に歩いていくようなイメージで、腕を前方に出していきます。

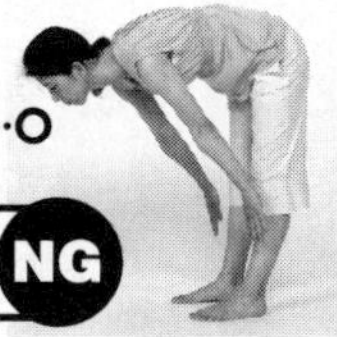

NG

あごが出て首の後ろに力が入らないように注意！

症状❼ 血行をよくして、アンチ婦人病・生活習慣病ポーズ

STEP 1

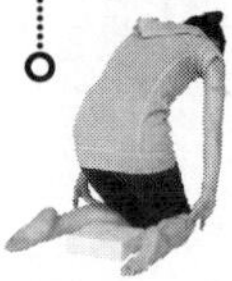

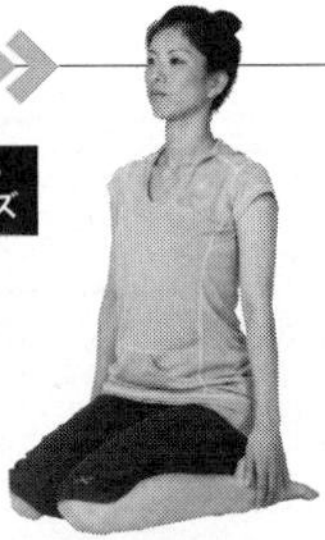

① いわゆるオバサン座りをします。太ももと太ももをくっつけるようにします。きつく感じる方は硬めのクッションを敷いたり、バスタオルを3つ4つに折って敷くとバランスをとりやすくなります

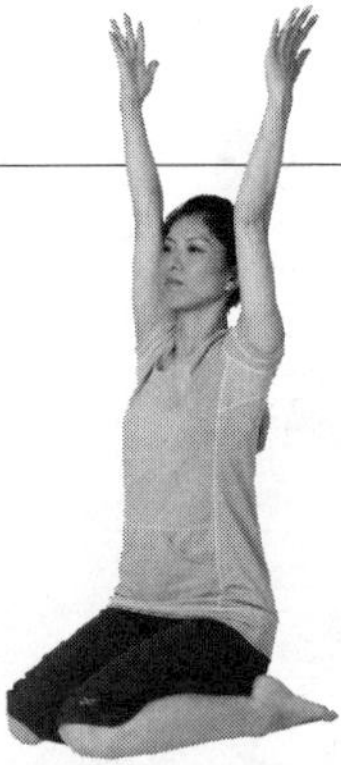

② 息を吸いながら両手をまっすぐに上げ呼吸を２～３回繰り返します。

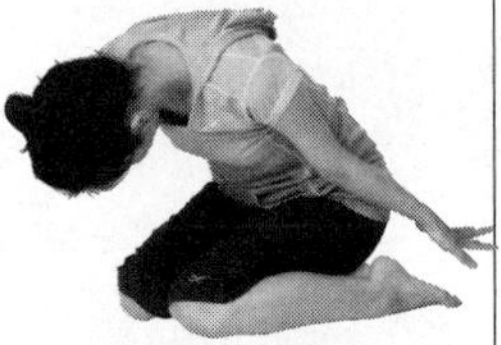

③ 息を吐きながら体を前屈していき、腕も下げていきます。

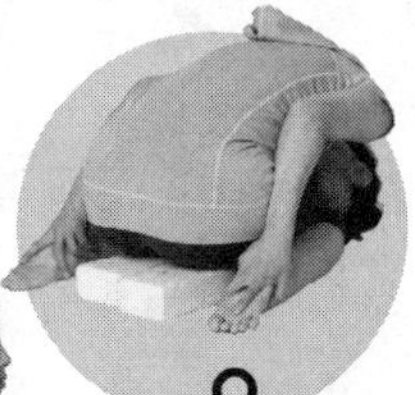

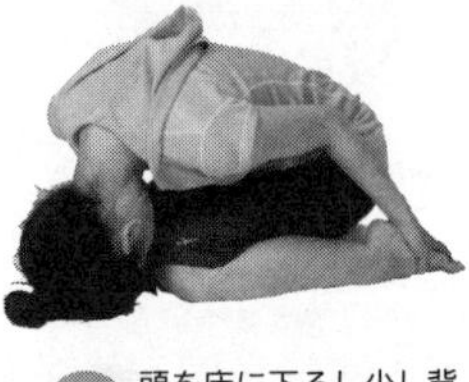

④ 頭を床に下ろし少し背中を丸めるようにして息を吐ききります。両腕で足の裏を抱えるようにします。呼吸を何度か繰り返し、整えて①に戻ります

STEP 2

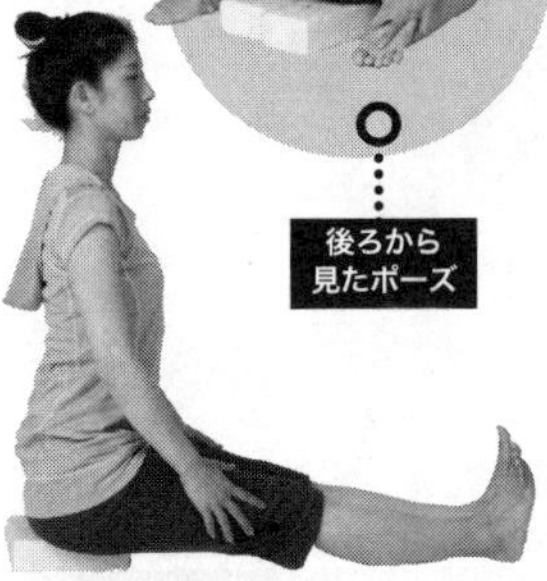

① 両足を前に伸ばします。まっすぐ座れない人はお尻の下にタオルをたたんでいれましょう。

STEP 4

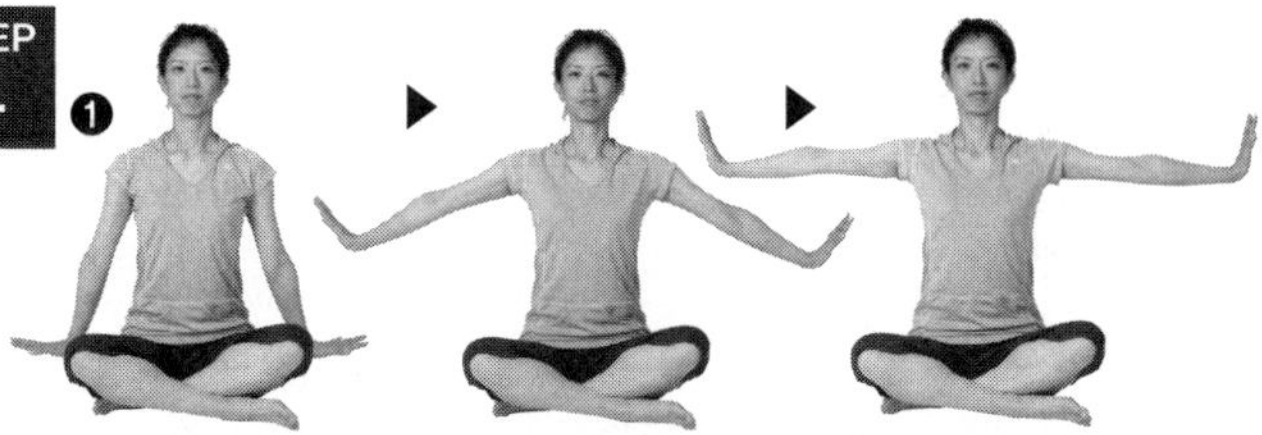

あぐらを組みます。手首を90度を目標に曲げて、両腕をまっすぐにのばします。息を吸いながら5カウントで肩のラインまで上げていきます。両手の平で眼に見えない壁を押すようなイメージです。息を吐きながら5カウントでゆっくりと元の位置に戻します。3回繰り返しましょう。

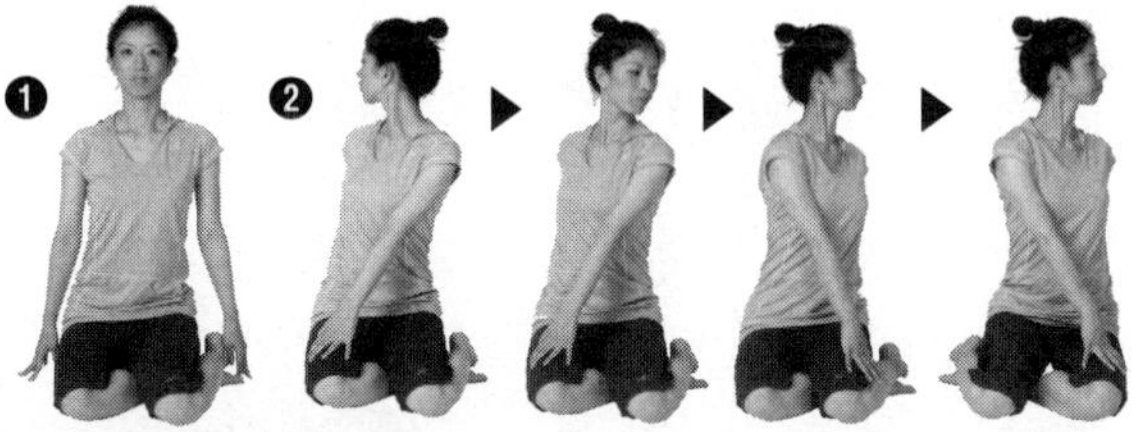

STEP 3

❶足を左に出して横座りをします。
❷息を吐きながら左手を右太ももの上に、右手を後ろに身体をねじります。顔も右方向に向けます。この状態のまま顔を左に向け、息を吐きながら今度は反対に身体をひねります。ひねった状態で何度か呼吸を繰り返し、今度は足を反対にして同じことを繰り返します。

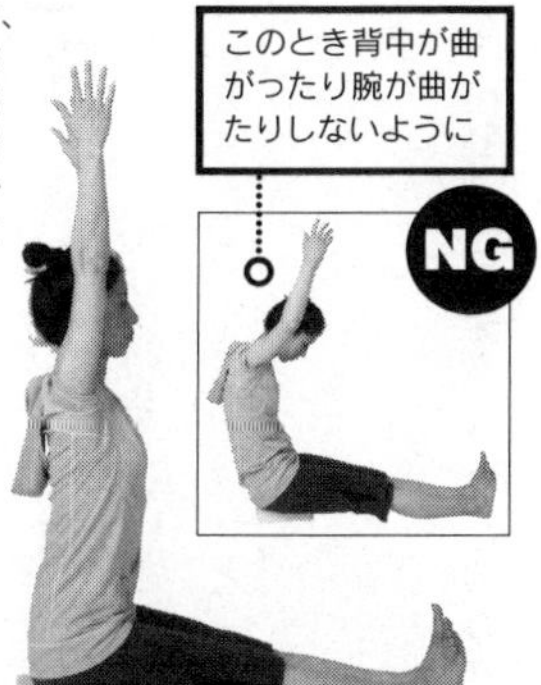
このとき背中が曲がったり腕が曲がたりしないように
NG

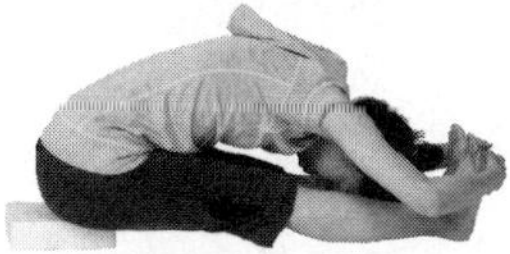

③ 息を吐きながら前屈していき、両腕も前に持っていきます。お尻を後ろに引き出す、おへそを膝に近づけるイメージで倒していきます。息を吸いながら、①に戻ります。

② STEP1の②と同じように息を吸いながら腕を上げていきます。

あとがき

この本の構想を始めて2年という日々が過ぎました。

その間に私の心にも身体にも多くの変化がありました。

でもひとつだけ変わらなかったこと、それは「私たち一人ひとりが無限大の可能性を秘めている」という思い。「身体を動かす、自分の身体と向き合うことがその可能性を導いてくれる」という思いでした。

多くの人が表には見えない苦しさを抱えて生活をしている、と感じることがあります。私は幸運にもそういった方々のお話を聞き、共感してともに歩いていくという仕事をさせていただいています。「ありがとう」と言っていただくたびに、私は「こちらこそあなたの素晴らしい力を感じさせていただき、ありがとうございました。」と、心から思います。

この本も多くの方々の思いが詰まった本となりました。

初著書『アスリート新化論』からずっとお付き合いをいただき、いつも私の思いを後押ししてくださる株式会社ワードスプリングの蒲田正樹さん。Ａヨガの力を信じて応援してくださる田中亨さん。私の思いを多くの人に届けましょうといってくださったワニプラス代表取締役社長佐藤俊彦さん。ポーズをとりながら素敵な写真を撮ってくださったマイティースタジオの増田岳二カメラマン。Ａｔｔａｉｎ Ｙｏｇａスタジオ、Ａヨガを実践してくださる皆様。私の気持ちに寄り添い応援してくれるパートナー森本貴義。そしてこの本を手にしてくださった皆様に心より感謝の気持ちを送りたいと思います。皆様の感想を心よりお待ちしております。

この本を通して、ヨガという生き方、自分と向き合い感じることを生活の一部に取り入れていただければうれしく思います。

２００９年11月　雨のシアトルより

山本邦子

◉参考文献

「アスリート新化論」 山本邦子 (2006) (扶桑社)
「化粧する脳」 茂木健一郎 (2009) (集英社新書)
「The Breathing Book」 Donna Farhi (1996) (Owl Books)
「好きになる解剖学 Part2」 竹内修二 (2005) (講談社サイエンティフィック)
「セロトニン欠乏脳」 有田秀穂 (2003) (生活人新書)
「ボディナビゲーション」 Andrew Biel著、阪本桂造監訳 (2005)
(医道の日本社)
「高温多湿環境におけるヨガレッスンが心身に及ぼす影響」
〜高温スタジオレッスンと通常スタジオレッスンとの比較〜 (2008)
小山勝弘 (山梨大学准教授)、山本邦子、他

◉Aヨガ指導スタジオ紹介

●Aヨガ専用スタジオ

Attain Yoga スタジオ　京都店
京都府京都市左京区一乗寺高槻町16　エルスポーツ京都内
0120-075-135
スタジオ　☎075−723-7816
http://www.ls-kyoto.com/a-yoga/index2.htm

Attain Yoga スタジオ　姫路店
兵庫県姫路市東延末3−28　スターサップ姫路内
☎079−223-4724
http://www.starsap.co.jp/attain-yoga/index2.htm

Attain Yogaスタジオ　彦根店
滋賀県彦根市長曽根南町478　エルスポーツ彦根内
☎0749−24−8082
http://www.ls-hikone.com/attain-yoga/index2.htm

●その他のA-Yoga実施施設リスト

http://www.totallifecare4u.com/a-yoga-facilities.shtml

トータルらいふけあウェブサイト
http://www.totallifecare4u.com

A-Yoga認定インストラクター養成コースについて
http://www.totallifecare4u.com/a-yoga-cours.shtml

P125で紹介したA-yoga Waterは㈱スポーツフォーラムシーマックス Attain Yoga Studio事業部で購入が可能。㊞☎075・723・8585

問い合わせ、質問、感想などは
kunikoatc@totallifecare4u.com

001
癌ノート
――米長流　前立腺癌への最善手――
米長邦雄
〇八年春、前立腺癌と診断された日本将棋連盟会長の著者が、この困難な相手との戦法と心構えを説く、五〇代以上の男、必読の書。
ISBN　978-4-8470-6002-1

002
結婚できない男は12歳までにつくられる！
――〝難婚〟時代の男の子育児――
松永暢史
ベストセラー『男の子を伸ばす母親はここが違う』の著者が、女の子と上手にコミュニケーションが取れる男の子を育てるにはどうすればいいかを指南。
ISBN　978-4-8470-6003-8

003
大作家〝ろくでなし〟列伝
――名作99篇で読む大人の痛みと歓び――
福田和也
今、人生の辛さは、文学に似すぎている！巨匠作家24人の代表作の数々を、その奇異かつ破天荒な実人生から読み解く「大人のための」名作案内の一冊。
ISBN　978-4-8470-6004-5

004
一歩60㎝で地球を廻れ
――間寛平だけが無謀な夢を実現できる理由――
比企啓之
土屋敏男
「アースマラソン」前代未聞の挑戦の出発までの苦闘。そしてスタート後の予想できない展開と感動的エピソード。間寛平、60歳、芸人。周囲を巻き込む超個人的な夢の顛末。
ISBN　978-4-8470-6005-2

005
なぜド素人経営者の焼肉屋は繁盛したのか？
たむらけんじ

不況の今こそド素人経営者の発想力から学べ！ ある日突然焼肉屋のオーナーとなった、芸人・たむらけんじの、会社でも役立つ繁盛哲学!!

ISBN 978-4-8470-6501-9

006
笑って死ねる病院
テレビ金沢

ドキュメントで話題になった日本の末期医療の在り方を、患者の最後の願いを叶える城北病院の取り組みから考える!!

ISBN 978-4-8470-6502-6

007
デキる人ほど計算が速い！
松本幸夫

「計算は苦手」とハナから諦めていませんか？ 計算が速いだけで「デキる人」に見える！信頼される！ 「インド式計算」で有名な著者が、計算が速くなるコツを完全伝授。

ISBN 978-4-8470-6503-3

008
競わない生き方
平林亮子

時間からもお金からもストレスからもフリーになる新しい人生成功術。今話題の〝美人過ぎる〟現役公認会計士による、楽しく仕事をしながら生きる秘訣。

ISBN 978-4-8470-6504-0

『なぜヨガをやる女性はすっぴんでも美しいのか?』

心と身体が軽くなり元気と幸せを呼び込む知恵&ポーズ

著者 山本 邦子

2009年12月25日 初版発行

山本邦子（やまもと・くにこ）

㈲トータルらいふけあ代表。アスレティック・トレーナー（全米アスレティック・トレーナー協会公認）The University of Kansas 教育学部運動科学科　アスレティックトレーニング学専攻で学士を取得、その後同大学でスポーツ経営管理学と運動力学の2分野で修士号も取得。1999年から2003年まで、同大学専属アスレティック・トレーナーとして契約。2003年に帰国、劇団四季のヘルスケアサポートシステムを構築、劇団初の常勤アスレティック・トレーナーとして団員のケアを2年半行う。現在は「Aヨガ」を主宰し、プロゴルファー、プロ野球選手、陸上選手などのヨガ指導者として活動しながら、Aヨガ認定インストラクター養成指導、スポーツ医学セミナー、フィットネス事業アドバイザー、執筆活動などを行っている。夫の森本貴義はシアトル・マリナーズ専属トレーナーで、イチロー選手を長年サポートしている。その関係もあり現在は日米を往復する日々

発行者　佐藤俊彦
発行所　株式会社ワニプラス
〒150-8482
東京都渋谷区恵比寿4-4-9えびす大黒ビル2F
電話　03-5449-2171(編集)
発売元　株式会社ワニブックス
〒150-8482
東京都渋谷区恵比寿4-4-9えびす大黒ビル
電話　03-5449-2711(代表)
振替　00160-1-157086
装丁　スタジオ・ギブ　小栗山雄司
編集協力　ワードスプリング
印刷・製本所　大日本印刷株式会社
DTP／本文レイアウト　平林弘子

ISBN 978-4-8470-6006-9
ワニブックス【PLUS】新書　http://www.wani-shinsho.com